Praxisleitlinien in Psychiatrie und Psychotherapie   Band 6

Behandlungsleitlinie **Psychopharmakotherapie**

Herausgeber

Deutsche Gesellschaft für Psychiatrie, Psychotherapie und Nervenheilkunde (DGPPN)

Redaktionelle Verantwortung Praxisleitlinien

DGPPN-Referat Qualitätssicherung:
Prof. Dr. med. W. Gaebel (Düsseldorf),
Prof. Dr. med. P. Falkai (Homburg)

Konsensuspanel
Behandlungsleitlinien Psychopharmakotherapie
Federführung

Prof. Dr. med. H.-J. Möller (München)
Prof. Dr. med. O. Benkert (Mainz)
Prof. Dr. med. M. Gastpar (Essen)
Prof. Dr. med. G. Laux (Wasserburg a. Inn)
Prof. Dr. med. E. Rüther (Göttingen)

Expertenkomitee

Prof. Dr. med. O. Benkert (Mainz)
Prof. Dr. med. M. Gastpar (Essen)
Dr. med. S. Haas (Eltville)
PD Dr. med. I. Heuser (Berlin)
PD Dr. med. H.-P. Kapfhammer (München)
Prof. Dr. med. E. Klieser (Gelsenkirchen)
Prof. Dr. med. J.-C. Krieg (Marburg)
Prof. Dr. med. G. Laux (Wasserburg a. Inn)
Prof. Dr. med. H.-J. Möller (München)
Prof. Dr. med. D. Naber (Hamburg)
Prof. Dr. med. E. Rüther (Göttingen)
PD Dr. med. J. Tegeler (Leipzig)
PD Dr. med. H. Wetzel (Mainz)

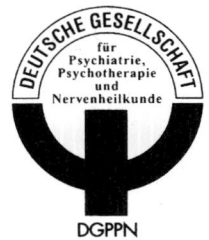

Deutsche Gesellschaft
für Psychiatrie,
Psychotherapie
und Nervenheilkunde
(Hrsg.)

Praxisleitlinien in Psychiatrie und Psychotherapie

Redaktion: W. Gaebel, P. Falkai

BAND 6
Behandlungsleitlinie
Psychopharmakotherapie

herausgegeben von H.-J. Möller, O. Benkert, M. Gastpar,
G. Laux und E. Rüther

Mitglieder der Arbeitsgruppe: O. Benkert, M. Gastpar,
S. Haas, I. Heuser, H.-P. Kapfhammer, E. Klieser,
J.-C. Krieg, G. Laux, H.-J. Möller, D. Naber, E. Rüther,
J. Tegeler, H. Wetzel

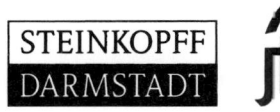

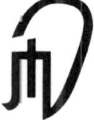

Deutsche Gesellschaft für Psychiatrie, Psychotherapie
und Nervenheilkunde – DGPPN

ISBN 3-7985-1359-7

Die Deutsche Bibliothek – CIP-Einheitsaufnahme
Deutsche Gesellschaft für Psychiatrie, Psychotherapie und Nervenheilkunde (Hrsg.):
Praxisleitlinien in Psychiatrie und Psychotherapie; Band 6: Behandlungsleitlinie
Psychopharmakotherapie.
    ISBN 3-7985-1359-7

Steinkopff Verlag Darmstadt
ein Unternehmen der BertelsmannSpringer Science + Business Media GmbH

http://www.steinkopff.springer.de

© Steinkopff Verlag Darmstadt 2003
    Printed in Germany

Redaktion: S. Ibkendanz   Herstellung: K. Schwind
Satz: K+V Fotosatz, Beerfelden

SPIN 10890318   85/7231-5 4 3 2 1 – Gedruckt auf säurefreiem Papier

Vorwort

Die Leitlinien für die Psychopharmakotherapie entstanden im Rahmen der Qualitätssicherungsaktivitäten der Deutschen Gesellschaft für Psychiatrie, Psychotherapie und Nervenheilkunde und wurden im Auftrag dieser Fachgesellschaft erstellt. Ziel war es, wichtige Gesichtspunkte bei der Indikationsstellung, Auswahl, Dosierung und Therapiedurchführung psychopharmakotherapeutischer Interventionen im Sinne des „State of the Art", wie er in Deutschland unter Bezugnahme auf internationale Behandlungsstandards praktiziert werden sollte, darzustellen.

Ausdrücklich konzentrieren sich die Leitlinien Psychopharmakotherapie lediglich auf die Psychopharmakotherapie und lassen andere, häufig damit zu kombinierende Therapieformen aus. Das jeweilige therapeutische Gesamtkonzept unter Einbeziehung psychopharmakotherapeutischer und psychosozialer Behandlungsansätze ergibt sich aus den Leitlinien für die einzelnen Erkrankungen, die parallel dazu im Auftrag der DGPPN erstellt wurden. Die hier vorgelegten Leitlinien zur Psychopharmakotherapie sollten, wenn man die Behandlung bestimmter Krankheiten im Auge hat, mit diesen krankheitsbezogenen Leitlinien zusammen benutzt werden. Leider konnte eine volle Abstimmung mit den krankheitsbezogenen Leitlinien nicht erreicht werden, da, abgesehen von den Leitlinien Schizophrenie, diese noch nicht in der endgültigen Form vorlagen.

Die Arbeitsgruppe hat sich im Wesentlichen von den Gesichtspunkten der „evidence based medicine" leiten

lassen, aber gleichzeitig den Zulassungsgegebenheiten in
Deutschland Rechnung getragen. Hinsichtlich „evidence
based medicine" wurde allerdings dem Vorliegen plaze-
bokontrollierter Studien nicht einseitig der Vorzug gegeben, sondern unter Berücksichtigung der hohen Selek-
tion von Patienten in plazebokontrollierten Studien und
der dadurch begrenzten Generalisierbarkeit – dies gilt
insbesondere z. B. bei Indikationen wie Manie – auch
den durch Standardmedikamente kontrollierten Phase-
III-Studien sowie Phase-IV-Studien unterschiedlicher
Prüfdesigns ausreichend Rechnung getragen, um den
klinischen Realitäten so am ehesten entsprechen zu
können. Unterschiede hinsichtlich der Qualität des
Wirksamkeitsnachweises wurden durch entsprechend
differenzierende Formulierungen zum Ausdruck ge-
bracht. In einigen Bereichen wurden auch Medikamente
empfohlen, die in dieser Indikation in Deutschland nicht
bzw. noch nicht zugelassen sind, um so den Anschluss
an internationale Standards zu erreichen.

Die Arbeitsgruppe hat versucht, in wiederholten Sit-
zungen und intensiven Diskussionen selbst bei wider-
sprüchlichen Sichtweisen der verschiedenen Arbeits-
gruppenmitglieder zu einem Konsensus zu kommen.
Dies ist ohne Ausnahme gelungen, wenn auch der jeweils erreichte Konsensus nicht immer von jedem der
Arbeitsgruppe mitgetragen wurde. Es wurde darauf verzichtet, die Minoritäten explizit darzustellen, um die
Übersichtlichkeit der Leitlinien nicht zu gefährden. Die
unverzichtbar erscheinenden Korrekturen wurden in die
endgültige Fassung übernommen, wenn mindestens ein
Drittel der Teilnehmer dies befürworteten (Quorum:
5 Stimmen). Die wünschenswerten Änderungen wurden
übernommen, wenn mindestens die Hälfte der Teilnehmer für diese Veränderung stimmten (Quorum: 7 Stimmen).

Wir hatten uns dafür entschieden, in diese Fassung
der Leitlinien zur Qualititätssicherung keine detaillierten

Literaturangaben aufzunehmen. Diese sollten erst in eine spätere Auflage eingearbeitet werden; dabei soll dann aufgrund des jeweiligen Evaluationsstandes die Güte der Evidenz für eine bestimmte Behandlungsempfehlung nach festgelegten Kriterien klassifiziert werden.

Die Arbeitsgruppe hat sich bemüht, so objektiv wie möglich auf der Basis der Datenlage sowie unter Einbeziehung eigener klinischer Erfahrungen zu entscheiden. Um jeglichen Anschein einer nicht ausreichenden Neutralität zu vermeiden, hat die Arbeitsgruppe darauf verzichtet, ihre Tätigkeit durch ein Sponsoring seitens der pharmazeutischen Industrie unterstützen zu lassen.

Im Gegensatz zu den anderen Arbeitsgruppen zur Qualitätssicherung haben wir uns dafür entschieden, keine Algorithmen oder Therapie-Stufenschemata zu erstellen.

Im Herbst 2002

H.-J. Möller
O. Benkert
M. Gastpar
G. Laux
E. Rüther

Inhaltsverzeichnis

1 Antidepressiva 1

1.1   Indikationen 1
1.2   Auswahl der Präparate 5
1.3   Behandlungsdauer 7
1.4   Dosierung 8
1.5   Kontrolluntersuchungen 11
1.6   Unerwünschte Wirkungen, Anwendungs-
       beschränkungen und Kontraindikationen ... 13
1.7   Hinweise für Schwangerschaft und Stillzeit .. 17
1.8   Spezielle organpathologische
       Ausgangsbedingungen 18
1.9   Bedeutsame Medikamenteninteraktionen 21
1.10 Therapeutisches Drug-Monitoring
       (Plasmakonzentrationsbestimmung) 22
1.11 Erhaltungstherapie und Phasenprophylaxe .. 25
1.12 „Therapieresistenz" 26
1.13 Compliance 29
Anhang: Auflistung der ICD-10-Diagnosen 29

**2   Stimmungsstabilisierer
      (Phasenprophylaktika;
      Lithium und Antikonvulsiva)** 33

2.1   Indikationen, Auswahl der Präparate
       und Behandlungsdauer 33
2.2   Dosierung und Plasmakonzentrationen 37

2.3   Unerwünschte Wirkungen   39
2.4   Kontraindikationen   40
2.5   Kontrolluntersuchungen   40
2.6   Medikamenteninteraktionen   41
2.7   Lithiumintoxikation   43
Anhang: Auflistung der ICD-10-Diagnosen   44

3   Neuroleptika (Antipsychotika)   47

3.1   Indikationen   47
3.2   Auswahl der Präparate   51
3.3   Vorgehensweise und Dosierung
        bei Akutbehandlung   52
3.4   Unerwünschte Wirkungen   55
3.5   Kontrolluntersuchungen   60
3.6   Kontraindikationen   62
3.7   Hinweise für Schwangerschaft und Stillzeit . .   63
3.8   Medikamenteninteraktionen   64
3.9   Therapeutisches Drug-Monitoring
        (Plasmakonzentrationsbestimmung)   67
3.10   Langzeitbehandlung und Rezidivprophylaxe .   68
3.11   „Therapieresistenz"   71
3.12   Compliance   73

4   Tranquilizer/Anxiolytika   74

4.1   Indikationen   74
4.2   Übersicht und Auswahl der Präparate   75
4.3   Unerwünschte Wirkungen   78
4.4   Kontraindikationen   81
4.5   Medikamenteninteraktionen   82
4.6   Allgemeine Behandlungsrichtlinien   84
Anhang: Auflistung der ICD-10-Diagnosen,
        bei denen eine Medikation
        mit Tranquilizern indiziert sein kann . . .   85

5 Hypnotika/Antiinsomnika 86

5.1 Ziele und Voraussetzungen der Behandlung
mit Schlafmitteln 86
5.2 Auswahlkriterien 88
5.3 Substanzen zur Schlafverbesserung 93
5.4 Benzodiazepinrezeptoragonisten 93
5.5 Antidepressiva 95
5.6 Neuroleptika 96
5.7 Sonstige Substanzen 98
5.8 Therapieempfehlungen 101

6 Medikamente zur Behandlung von Entzugssyndromen und Abhängigkeit 103

6.1 Acamprosat 104
6.2 Clomethiazol 105
6.3 Clonidin 107
6.4 Disulfiram 109
6.5 Substitutionsmittel 110
6.6 Naltrexon 115
6.7 Nikotin 116
6.8 Antidepressiva 118
6.9 Neuroleptika 118
6.10 Stimmungsstabilisierer
(Phasenprophylaktika/Antikonvulsiva) 119
6.11 Benzodiazepine 119
Anhang: Indikationen für Medikamente
zur Behandlung von Entzugssyndromen
und Abhängigkeit 120

7 Antidementiva/Nootropika 122

7.1 Definition 122
7.2 Wirksamkeitsnachweis 122
7.3 Indikationen 123

7.4   Substanzen 124
7.5   Medikamentöse Therapiekonzepte 128
Anhang: Auflistung der ICD-10-Diagnosen 130

8   Psychostimulanzien 132

8.1   Allgemeine Vorbemerkungen 132
8.2   Substanzen 132
8.3   Indikationen 133
8.4   Unerwünschte Wirkungen, Kontraindikationen 134

**9   Dokumentation
der Psychopharmakotherapie** 135

Weiterführende Literatur 137

1 Antidepressiva

Antidepressiva sind eine heterogene Gruppe von Psychopharmaka, die bei depressiven Syndromen unterschiedlicher nosologischer Zuordnung und Charakteristik einen stimmungsaufhellenden Therapieeffekt haben. Sie sind außerdem bei weiteren Störungsbildern wirksam, so dass der Begriff „Antidepressiva" nur einen Aspekt ihrer therapeutischen Möglichkeiten beschreibt.

1.1 Indikationen

Ein therapeutischer Effekt von Antidepressiva ist bei einer Vielzahl psychischer Störungen nachgewiesen. Indikationen für Antidepressiva sind im Anhang zum Antidepressiva-Kapitel als ICD-10-Diagnosen mit Diagnosenverschlüsselung tabellarisch aufgelistet.

1.1.1 Depressive Störungen

Antidepressiva sind sowohl bei der Akutbehandlung als auch bei der Rückfall- und Rezidivverhütung depressiver Syndrome generell unabhängig von deren Nosologie wirksam. Für die Rezidivverhütung sind allerdings Antidepressiva nur bei der unipolaren Depression indiziert. Bei der Indikationsstellung für eine Antidepressivatherapie sind der Schweregrad einer Depression sowie deren Verlauf, die Vorgeschichte der Erkrankung und die bisherige Behandlung, das Krankheitskonzept des Patienten und eine ggf. begleitend durchgeführte Psychotherapie zu berücksichtigen.

Je schwerer das depressive Syndrom ausgeprägt ist, desto mehr ist die Gabe eines Antidepressivums indiziert, desto deutlicher ist die Wirkung des Antidepressivums, und desto verlässlicher ihr Nachweis. Schwere depressive Syndrome sollen in aller Regel mit Antidepressiva behandelt werden, während bei leichten subsyndromalen depressiven Störungen (HAMD-17-Score unter 13 Punkten) Antidepressiva keinen eindeutigen Vorteil gegenüber einer Placebo-Medikation aufweisen. Insbesondere bei leichteren Depressionen soll besonderer Wert darauf gelegt werden, dass die verwandten Antidepressiva gut verträglich sind.

Bei einer wahnhaften Depression sollte das Antidepressivum mit einem Neuroleptikum kombiniert werden.

Bei der atypischen Depression (depressives Syndrom mit Gewichtszunahme, Hypersomnie, ängstlicher Irritierbarkeit) sind irreversible MAO-Hemmer besser wirksam als trizyklische Antidepressiva.

Bei einer rezidivierenden kurzen Depression (brief recurrent depression) muss der therapeutische Effekt von Antidepressiva weiter evaluiert werden, bevor Behandlungsempfehlungen gegeben werden können.

1.1.2 Angststörungen

Bei der Panikstörung mit und ohne Agoraphobie sind trizyklische Antidepressiva wie z. B. Imipramin oder Clomipramin, SSRI wie z. B. Citalopram, Fluvoxamin, Paroxetin oder Sertralin, oder irreversible MAO-Hemmer indiziert. Die Wirksamkeit von Antidepressiva in der Akutbehandlung ist gut belegt; auch ein rückfallverhütender Effekt wurde nachgewiesen.

Antidepressiva (trizyklische Antidepressiva: z. B. Imipramin; SSRI: z. B. Paroxetin; SNRI: z. B. Venlafaxin) sind auch bei der generalisierten Angststörung wirksam. Außerdem können bei der sozialen Phobie Antidepressiva, insbesondere SSRI wie Fluoxetin, Fluvoxamin, Paroxetin oder Sertralin, SNRI wie Venlafaxin oder MAO-Hemmer wie Moclobemid, eingesetzt werden.

Die Wirkung von Antidepressiva bei Angststörungen ist unabhängig vom Vorliegen einer begleitenden Depression.

1.1.3 Zwangsstörungen

Bei Zwangsstörungen sind Clomipramin oder SSRI (Fluvoxamin, Paroxetin, Sertralin, Fluoxetin) indiziert. Die Wirkung dieser Antidepressiva bei Zwangsstörungen ist unabhängig vom Vorliegen einer begleitenden Depression.

1.1.4 Essstörungen

Bei der Anorexia nervosa ist ein genuiner therapeutischer Effekt von Antidepressiva nicht belegt, wohl aber eine positive Wirkung auf eine begleitende depressive Symptomatik.

Bei der Bulimia nervosa wurden in Evaluationsstudien unter den SSRI insbesondere mit Fluoxetin, darüber hinaus auch mit trizyklischen Antidepressiva und MAO-Hemmern therapeutische Wirkungen nachgewiesen.

1.1.5 Chronische Schmerzsyndrome und somatoforme Störungen

Chronische Schmerzsyndrome können unabhängig von ihrer Ätiologie oder dem Vorliegen einer begleitenden Depression eine Indikation für eine Antidepressiva-Behandlung darstellen. Clomipramin, Doxepin oder Trimipramin sind in dieser Indikation zugelassen.

Bei somatoformen Störungen besteht häufig eine Komorbidität mit depressiven bzw. Angststörungen, die dann ebenfalls einen Einsatz von Antidepressiva rechtfertigen.

1.1.6 Entzugssyndrome

Bei der Behandlung von Entzugssyndromen liegen insbesondere
Erfahrungen mit Doxepin vor, doch sind eine therapeutische
Wirkung und eine vorteilhafte Nutzen-Nebenwirkungs-Relation
(z. B. im Hinblick auf das Risiko von Krampfanfällen) empirisch
nicht hinreichend belegt. Der Einsatz von Antidepressiva im Opiat-
oder im Benzodiazepinentzug ist ebenfalls wissenschaftlich nicht
ausreichend gestützt.

1.1.7 Schlafstörungen

Bei Schlafstörungen ist der Einsatz von sedierenden Antidepressiva möglich (s. Kapitel „Hypnotika/Antiinsomnika").

1.1.8 Persönlichkeitsstörungen

Antidepressiva, insbesondere MAO-Hemmer, können z. B. bei
Borderline-Störungen angewandt werden; allerdings sind paradoxe Reaktionen möglich. Weitere Therapieevaluationsstudien sind
– insbesondere über längere Behandlungszeiträume – notwendig,
um den Nutzen von Antidepressiva in dieser Indikation besser
beurteilen zu können.

1.1.9 Weitere mögliche psychiatrische Indikationen

Postschizophrene Depression: z. B. Imipramin oder andere Anti-
depressiva
– Posttraumatische Belastungsstörung: z. B. MAO-Hemmer oder
  SSRI
– Prämenstruell-dysphorisches Syndrom (late luteal phase dys-
  phoric mood disorder): z. B. Fluoxetin
– Neurasthenie: z. B. SSRI oder nicht-sedierende trizyklische An-
  tidepressiva in niedrigen Dosen (bis 75 mg/Tag).

1.2 Auswahl der Präparate

Kriterien für die Auswahl eines Antidepressivums sind:
- Prägnanztyp und Ausprägung der Symptomatik,
- Wirksamkeit,
- Verträglichkeit und
- Behandlungsvorgeschichte.

Als Prägnanztypen lassen sich u. a. gehemmte, agitiert-ängstliche, larvierte, zwanghafte und wahnhafte Depressionen unterscheiden; neben klinisch-psychopathologischen Zielsymptomen sind der Schweregrad sowie Verlaufskriterien maßgeblich für die Präparatewahl. Zu den Antidepressiva zählen die in Tabelle 1 aufgelisteten chemisch definierten Substanzen wie trizyklische und tetrazyklische Antidepressiva, welche zumeist kombiniert die Serotonin- und Noradrenalin-Rückaufnahme in die synaptischen Terminalen hemmen und über die Interaktion mit verschiedenen Neurotransmitter-Rezeptoren und deren Signaltransduktionssystemen gleichzeitig eine Reihe weiterer Effekte haben, Monoaminoxidase-Hemmer, selektive Serotonin-Rückaufnahmehemmer (SSRI), selektive Noradrenalin-Rückaufnahmehemmer und andere wie z. B. Venlafaxin als nicht-trizyklischer kombinierter Serotonin- und Noradrenalin-Rückaufnahmehemmer (SNRI), Mirtazapin und Mianserin als kombinierte $5\text{-HT}_2/\text{H}_1$- und präsynaptische α_2-Antagonisten, Nefazodon als kombinierter Serotonin-Rückaufnahmehemmer und 5-HT_2-Antagonist, und bestimmte Johanniskraut-Präparate.

Antidepressiva können grob in sedierende und nicht-sedierende Substanzen getrennt werden. Trotz einer weit verbreiteten klinischen Praxis in Deutschland gibt es im Hinblick auf die globale antidepressive Wirksamkeit keine wissenschaftlichen Belege, dass sedierende Substanzen bei agitierten Depressionen oder bei Depressionen mit Suizidalität Vorteile aufweisen würden. Bei nicht-sedierenden Antidepressiva soll bei diesen Depressionsformen eine kurzfristige Ko-Medikation mit einer sedierenden und tranquilisierenden Substanz (z. B. Benzodiazepin-Tranquilizer) erwogen werden. Ebenso kann bei depressiven Patienten mit ausgeprägten Schlafstörungen der primäre Einsatz eines sedierenden

Antidepressivums zur Nacht (z. B. Amitriptylin, Doxepin oder Trimipramin) erwogen werden. Soll bei solchen Patienten ein nichtsedierendes Antidepressivum gewählt werden, ist an den zusätzlichen Einsatz eines Hypnotikums zur Nacht zu denken. Bezüglich einer differenziellen Wirkung von Antidepressiva auf Suizidalität ist aufgrund kontrollierter klinischer Studien keine gesicherte Aussage möglich. Bei Suizidalität muss daran gedacht werden, dass eine sedierende Beimedikaton notwendig sein kann.

Alle spezifizierten Antidepressiva sind ausreichend antidepressiv wirksam. Von eigens aufgeführten Ausnahmen bei bestimmten Störungen (z. B. Zwangsstörung, atypische Depression) abgesehen, gibt es keine zweifelsfrei gesicherten Hinweise für Wirksamkeitsunterschiede.

Es gibt keine Untersuchungen, in denen neue Antidepressiva den klassischen trizyklischen Antidepressiva bezüglich des Ausmaßes der antidepressiven Wirkung überlegen gewesen wären, doch weisen sie in der Regel Vorteile im Hinblick auf Nebenwirkungen, Verträglichkeit und Compliance auf, welche sich z. B. in niedrigeren Therapieabbruchraten, geringer eingeschränkter Fahrtüchtigkeit oder höherer Sicherheit bei Überdosierungen und Intoxikationen manifestieren können. Wirksamkeitsvor- oder -nachteile von Antidepressiva sollen gegenüber Verträglichkeitsvor- oder -nachteilen abgewogen werden.

In einzelnen Studien schnitten bei stationären depressiven Patienten klassische trizyklische Antidepressiva besser als neuere Antidepressiva ab (Ausnahme: Venlafaxin); in Metaanalysen fand sich zumeist jedoch kein derartiger Unterschied.

Johanniskraut-Gesamtextrakte mit hohem Hypericin-Gehalt können als Phytopharmakon bei der Behandlung leichter (bis mittelgradiger) Depressionen eingesetzt werden (Tagesdosis: 900 mg, Gesamthypericin-Gehalt: 2,7 mg; z. B. Jarsin 300®). Weitere Evaluationsstudien mit suffizienter Prüfmethodik sind jedoch erforderlich, um die klinische Wirksamkeit zweifelsfrei und bei einem breiteren Spektrum depressiver Störungen bzw. in der Erhaltungstherapie und in der Rezidivprophylaxe depressiver Erkrankungen beurteilen und im Vergleich zu Standardantidepressiva bewerten zu können.

Um bei einer bipolaren affektiven Erkrankung die Wahrscheinlichkeit eines Umkippens von einer Depression in eine Manie zu verringern, sollten SSRI bzw. Venlafaxin den trizyklischen Antidepressiva oder MAO-Hemmern vorgezogen und das Antidepressivum in Kombination mit einem Phasenprophylaktikum (Lithium, Valproat oder Carbamazepin) verabreicht werden.

Alle Antidepressiva haben eine Wirklatenz von ca. 1–3 Wochen bzgl. der eigentlichen antidepressiven Wirkung; bei der Zwangsstörung ist die Wirklatenz länger und kann bis zu 6–10 Wochen betragen. Der postulierte raschere Wirkungseintritt einzelner Substanzen (z. B. Mirtazapin) muss durch weitere Studien verifiziert werden. Durch Schlafentzüge kann versucht werden, die Wirkung eines Antidepressivums zu verbessern und den Wirkeintritt zu beschleunigen.

Für jede medikamentöse Depressionsbehandlung sollte ein Präparat mit gesicherter Wirkung eingesetzt werden.

1.3 Behandlungsdauer

1.3.1 Akutbehandlung

Die antidepressive Medikation soll – insbesondere bei depressiven Störungen – so früh wie möglich begonnen werden, möglichst vom ersten Tag nach Diagnosestellung an.

Die Beurteilung der Unwirksamkeit eines Antidepressivums ist bei einer depressiven Störung erst nach 3 Wochen Behandlung unter adäquater (Voll)-Dosierung möglich. Bei der Zwangsstörung ist ein Wirkungseintritt häufig erst nach 6–10 Wochen zu beobachten. Ein vorheriges Absetzen oder Umstellen wegen mangelnder Wirksamkeit empfiehlt sich nur bei schwerwiegenden Nebenwirkungen.

Viele Nebenwirkungen sind in den ersten Tagen der Anwendung vorhanden, dann aber rückläufig.

Bei Unwirksamkeit eines Antidepressivums soll bei einer depressiven Störung nach ca. 4–5 Wochen Behandlungsdauer, in der Regel spätestens nach 6 Wochen, auf ein Antidepressivum mit einem anderen bzw. umfassenderen pharmakologischen Wirkprinzip umgesetzt werden.

1.3.2 Erhaltungstherapie und Rezidivprophylaxe

Nach Abklingen der akuten depressiven Symptomatik soll – bei Erstmanifestation – über 6 Monate eine Erhaltungstherapie mit einem Antidepressivum bei gleichbleibender Dosierung durchgeführt werden. An die Erhaltungstherapie sollte sich bei entsprechender Indikation (z. B. rezidivierende unipolare Depression) eine Rezidivprophylaxe anschließen (s. Abschnitt „Antidepressiva zur Phasenprophylaxe").

Bei Angst- und Zwangsstörungen existieren bislang keine etablierten Richtlinien zur medikamentösen Langzeittherapie; es wird jedoch empfohlen, die antidepressive Pharmakotherapie über mindestens 6 Monate bzw. bis zu 18 Monate nach Besserung fortzusetzen.

1.4 Dosierung

Für trizyklische Antidepressiva liegen die als wirksam und verträglich erachteten Dosierungen zumeist zwischen 75 und 150 mg (bis 300 mg) pro Tag. Dosierungen unter 75 mg Imipramin-Äquivalent zeigen erfahrungsgemäß keinen ausreichenden antidepressiven Effekt; als Standard-Dosierung wird für die meisten trizyklischen Antidepressiva eine Tagesdosis von 150 mg Imipramin-Äquivalent empfohlen. Diese Dosis wird auch als Standard für Vergleichsstudien gefordert.

Die allgemein gültigen Dosierungsrichtlinien sind in Tabelle 1 aufgeführt.

Für alle trizyklischen Antidepressiva wird eine einschleichende Dosierung empfohlen (25–75 mg Imipramin-Äquivalent täglich); unter stationären Behandlungsbedingungen ist aber – insbe-

Tabelle 1. Derzeit in Deutschland im Handel befindliche Antidepressiva und deren Dosierung für Depression

Internationaler Freiname (INN)	Dosis pro die
Amitriptylin	75–225 mg
Amitriptylinoxid	90–300 mg
Citalopram	20–60 mg
Clomipramin [1]	75–225 mg
Desipramin	75–250 mg
Dibenzepin	120–720 mg
Dosulepin	75–250 mg
Doxepin	75–250 mg
Fluoxetin [2]	20–30 mg
Fluvoxamin [3]	100–300 mg
Imipramin	75–250 mg
Johanniskraut-Gesamtextrakt [a]	900 mg; Gesamthypericin 2,7 mg
Lofepramin	70–280 mg
Maprotilin	50–225 mg
Mianserin	30–180 mg
Mirtazapin	15–60 mg
Moclobemid	300–900 mg
Nefazodon	300–600 mg
Nortriptylin	75–250 mg
Paroxetin [4]	20–50 mg
Reboxetin	8–12 mg
Sertralin	50–200 mg
Tranylcypromin	20–60 mg
Trazodon	100–600 mg
Trimipramin	100–400 mg
Venlafaxin	75–375 mg
Viloxazin	150–400 mg

[1] bei Zwangsstörung: 150–300 mg;
[2] bei Bulimie und bei Zwangsstörung: 60 mg;
[3] bei Zwangsstörung: 200–300 mg;
[4] bei Zwangsstörung: 60 mg;
[a] bei leichter bis mittelgradiger Depression; bei schwerer Depression z. Zt. keine Dosisempfehlung möglich

sondere bei schweren Depressionen – initial auch die Verordnung
der vollen Standarddosis möglich. Bei ambulanten und insbesondere älteren Patienten dagegen sind initial niedrige Dosierungen
empfehlenswert. Bei akzeptabler Verträglichkeit wird in der Regel
bei trizyklischen Antidepressiva eine Dosis von 150 mg/die verordnet.

Aufgrund ihrer hinreichend langen Halbwertszeit können Substanzen wie trizyklische Antidepressiva oder SSRI häufig in einer
einzigen Dosis verabreicht werden.

Die Dosierungsvorgaben für neuere Antidepressiva wie z. B.
SSRI (Citalopram, Fluvoxamin, Fluoxetin, Paroxetin, Sertralin),
Mirtazapin oder Reboxetin unterscheiden sich von denen der trizyklischen Antidepressiva (s. Tabelle 1); hier kann wegen des
Fehlens kardiovaskulärer Nebenwirkungen oft auf eine einschleichende Dosierung verzichtet werden. Auch bei der Verordnung
des reversiblen MAO-Hemmers Moclobemid ist keine einschleichende Dosierung erforderlich, in der Regel wird hier mit einer
Dosis von 300-450 mg/die begonnen. Nefazodon und Venlafaxin
sollten langsam aufdosiert werden, die Initialdosis beträgt hier in
der Regel 2×50 mg bzw. 75 mg/die.

Bei der Verordnung von Antidepressiva bei nicht-depressiven
Erkrankungen gelten folgende Regeln: bei Panikstörungen sollte
wegen einer höheren Empfindlichkeit auf Nebenwirkungen trizyklischer Antidepressiva mit einer niedrigen Dosis (z. B. Imipra-
min/Clomipramin 25 mg/die) begonnen werden; bei dieser Indikation können niedrigere Dosen als in der Depressionsbehandlung ausreichend sein. Auch in der Schmerzbehandlung wird in
den meisten der vorliegenden Studien über eine gute Wirksamkeit relativ niedriger Dosen berichtet. Demgegenüber sind zur
Behandlung von Zwangsstörungen in der Regel höhere Dosierungen (z. B. Clomipramin bis 300 mg/die [cave: erhöhtes Krampf-
risiko]; Ausnahme: Sertralin) erforderlich.

Faktoren, die zur Abweichung von den Standard-Dosierungen
berechtigen, sind höheres Alter, Metabolisierungsstatus sowie somatische Risikofaktoren, Begleiterkrankungen und Ko-Medikation (s. Abschnitt „Interaktionen"); dennoch ist gerade auch bei
solchen Patienten auf eine hinreichend wirksame Dosierung zu

achten. Für Kinder und Jugendliche sind nur wenige Antidepressiva zugelassen, hier gelten spezielle Dosierungsrichtlinien.

Stets sollte eine *individuelle* Dosisoptimierung unter Beachtung von Nutzen-Risiko-Aspekten angestrebt werden. Die Verteilung der Dosis über den Tag sollte in Abhängigkeit vom Wirkprofil der jeweiligen Substanz (sedierend vs. nicht-sedierend) erfolgen. Bei ausgeprägten Schlafstörungen wird sinnvollerweise die Hauptdosis eines sedierenden Antidepressivums am Abend verabreicht. Die Applikation von Antidepressiva als Tropfinfusion kann möglicherweise – neben der gesicherten Compliance und unspezifischen psychologischen Effekten durch vermehrte Zuwendung – bei Patienten mit einem hohen First-pass-Effekt suffiziente Wirkstoffkonzentrationen im Blut gewährleisten und den Vorteil eines rascheren Wirkungseintritts beinhalten; eine generelle bessere therapeutische Wirkung ließ sich in kontrollierten Studien nicht verifizieren.

Tritt nach ca. 3–4 Wochen nicht die gewünschte Wirkung ein, kann eine Dosiserhöhung erfolgen (s. Abschnitt „Therapieresistenz"); in diesem Falle, aber auch bei Verdacht auf Non-Compliance oder Auftreten gravierender oder unerwarteter Nebenwirkungen, ist bei bestimmten trizyklischen Antidepressiva eine Kontrolle der Plasmakonzentrationen („Therapeutisches Drug Monitoring") indiziert.

Im ambulanten Bereich werden häufig sehr niedrige Dosierungen verordnet. Es ist bislang nicht geklärt, ob es sich dann bei einem Therapieerfolg tatsächlich um eine spezifische antidepressive Medikamentenwirkung oder weitgehend um einen Placebo-Effekt handelt. Niedrigdosierungen gehen mit einem erhöhten Rezidivrisiko einher.

1.5 Kontrolluntersuchungen

Die vor und unter einer Therapie mit Antidepressiva empfehlenswerten Routine- und Kontrolluntersuchungen sind in Tabelle 2 zusammengefasst.

Tabelle 2. Empfohlene Untersuchungen vor und unter Therapie mit Antidepressiva (Kontrolluntersuchungen)

	vor Therapie	Woche									
		1	2	4	6	8	10	12	16	20	24
Laborparameter											
Blutbild:											
Trizykl. AD	+	○	+	+		+		+	+		
Mianserin	+	+	+	+	+	+	+	+	+	+	+
Andere AD	+			+		+		+	+		
GOT, GPT, γ-GT:											
Trizykl. AD	+			+		+		+			+
Andere AD	+			+						+	
Harnstoff, Kreatinin	+	○		+				+			+
Puls, Blutdruck	+	○		+	+	+	+	+	+	+	+
EKG	+	○		+							+
EEG	+			+							
Schwangerschaftstest	+										

+: Kontrolle notwendig
○: Kontrolle notwendig bei pathologischen Ausgangswerten und unter (evtl.) erfolgter Behandlung

Initial ist eine gründliche körperlich-neurologische Untersuchung als obligat anzusehen; bei Frauen im gebärfähigen Alter sollte ein β-HCG-Schwangerschaftstest durchgeführt werden. Neben den in der Tabelle angegebenen Laborparametern sollten auch Werte für Schilddrüsenhormone sowie Elektrolyte vorliegen.

Die angegebenen Laborkontrollen sind notwendig, weil es selten zu einer passageren Leberfunktionsstörung bzw. in sehr seltenen Fällen zu einer Blutzellschädigung kommen kann, insbesondere unter trizyklischen Antidepressiva. Unter Mianserin sind in den ersten Behandlungsmonaten wöchentliche Blutbildkontrollen erforderlich.

Wegen des möglichen Auftretens einer orthostatischen Hypotonie müssen insbesondere unter trizyklischen Antidepressiva und irreversiblen MAO-Hemmern Blutdruck und Puls regelmäßig überprüft werden. Bei kreislauflabilen Patienten sind engmaschige Blutdruckkontrollen erforderlich; dies gilt insbesondere bei Patienten unter einer Behandlung mit irreversiblen MAO-Hemmern.

Bei Patienten mit Herzerkrankungen empfehlen sich kardiologisch-internistische Konsultationen und Kontrolluntersuchungen. Bei vorbestehenden EKG-Veränderungen sind Kontrollen in zumindest 1/4jährlichem Abstand oder häufiger zu empfehlen.

Vor und zumindest einmal unter einer Antidepressiva-Therapie sollte ein EEG abgeleitet werden.

Bei Verordnung irreversibler MAO-Hemmer muss wegen der Gefahr potenziell letaler hypertensiver Krisen die Einhaltung einer tyraminarmen Diät strikt beachtet werden, ebenso sind mögliche Medikamenteninteraktionen zu beachten. Die Verordnung dieser Substanzen sollte wegen dieser Risiken in der Regel dem Psychiater bzw. Nervenarzt vorbehalten bleiben.

In seltenen Einzelfällen ist unter trizyklischen Antidepressiva (z. B. Amitriptylin) und selektiven Serotonin-Rückaufnahmehemmern, möglicherweise begünstigt durch die gleichzeitige Verordnung von Diuretika, das Syndrom einer gesteigerten ADH-Sekretion mit Hyponatriämie beschrieben worden; im Verdachtsfall sollten daher Elektrolytkontrollen durchgeführt werden.

Bei längerfristiger Behandlung mit anticholinerg wirksamen trizyklischen Antidepressiva können gehäuft Mundschleimhautveränderungen und Karies auftreten.

1.6 Unerwünschte Wirkungen, Anwendungsbeschränkungen und Kontraindikationen

Bei trizyklischen Antidepressiva stehen anticholinerge, hypotensive und je nach Präparat sedierende Nebenwirkungen im Vordergrund. Symptome wie Mundtrockenheit, Schwitzen, Obstipation können auch krankheitsbedingt sein, so dass eine eindeutige Zuordnung als unerwünschte Arzneimittelwirkung nicht immer möglich ist. Zu den gravierenden Trizyklika-Nebenwirkungen zählen Miktions- und Akkommodationsstörungen, Subileus sowie pharmakogene Delirien. Bei SSRIs stehen gastrointestinale Nebenwirkungen sowie teilweise innere Unruhe im Vordergrund. Nebenwirkungen treten typischerweise überwiegend in den ersten Behandlungstagen auf und klingen im Laufe der Therapie ab. Zur Sicherung der Patienten-Compliance sollten die Patienten über Art und Verlauf der Nebenwirkungen ausreichend informiert werden.

An sexuellen Nebenwirkungen können unter trizyklischen Antidepressiva mit anticholinerger Wirkkomponente u. a. eine erektile Dysfunktion, unter SSRI vor allem eine verzögerte Ejakulation auftreten.

Zur Beurteilung der Fahrtauglichkeit ist unter der Erhaltungstherapie insbesondere auf die psychomotorische Leistungsfähigkeit und mögliche zentralnervöse – insbesondere sedierende – Nebenwirkungen zu achten. Während in der Ein- und Umstellungsphase mit sedierenden Antidepressiva die Fahrtauglichkeit über einen Zeitraum von 10–14 Tagen eingeschränkt sein kann, wird unter einer stabilen Erhaltungstherapie mit Antidepressiva die Fähigkeit zum Führen von Pkw zumeist nicht nennenswert beeinträchtigt.

Anwendungsbeschränkungen und Kontraindikationen leiten sich vom Nebenwirkungsprofil-, insbesondere von den anticholinergen Wirkeigenschaften-, den Kombinations- und Wechselwirkungen der Antidepressiva, der Vorbehandlung sowie von der Komorbidität mit Einschränkungen von Alter, Geschlecht und Ernährungszustand der Patienten ab.

Die selektiven und reversiblen Monoaminoxidasehemmer (RIMA), die selektiven Serotonin-Rückaufnahmehemmer (SSRI) und die nicht-trizyklischen Serotonin-Noradrenalin-Rückaufnahmehemmer (SNRI) verursachen weniger klinisch relevante Nebenwirkungen und wegen ihrer Selektivität geringere pharmakodynamische Interaktionen. Aus diesem Grunde kann ihr Einsatz bei den Anwendungsbeschränkungen, die insbesondere für trizyklische Antidepressiva gelten, erwogen werden.

Die hier angegebenen Kontraindikationen stellen eine Auswahl der klinisch relevanten dar.

1.6.1 Grundsätzliche (absolute) Kontraindikationen für alle Antidepressiva

- bekannte Überempfindlichkeit gegen die Substanz;
- akute Alkohol-, Schlafmittel-, Analgetika- und Psychophar-maka-Intoxikationen,
- akute Delirien,
- akute Harnverhaltung,
- relevante Herz-Kreislauf-Erkrankungen,
- schwere Leberschäden
- schwere Nierenschäden bzw. hochgradig eingeschränkte glomeruläre Filtrationsrate
- relevante Blutbildstörungen.

1.6.2 Anwendungsbeschränkungen für alle Antidepressiva

- Schilddrüsen- und Stoffwechselstörungen,
- hirnorganische Schädigung,
- Störungen der Harnentleerung,
- Blutbildstörungen,
- Schwangerschaft (1. Trimenon) und Stillzeit.

1.6.3 Kontraindikationen für trizyklische Antidepressiva

- siehe obige Anmerkungen zu grundsätzlichen Kontraindikationen
- Ileus, Pylorusstenose, frischer Myokardinfarkt (6 Wochen) bzw. akute Ischämie-Zeichen im EKG, instabile Angina pectoris
- Erregungsleitungsstörungen im Herzen wie AV-Block II. und III. Grades, Rechtsschenkelblock mit linksposteriorem Hemiblock, akuter Schenkelblock bzw. verstärkte ventrikuläre Arrhythmie nach Therapiebeginn,
- Engwinkelglaukom,
- Gabe von irreversiblen MAO-Hemmern in den vergangenen 14 Tagen.

Für trizyklische Antidepressiva gelten zusätzlich folgende Anwendungsbeschränkungen:
- Krampfanfälle, erhöhte Krampfbereitschaft,
- weniger ausgeprägte Herz-Kreislauf-Störungen.

1.6.4 Kontraindikationen für reversible und irreversible Monoaminoxidasehemmer

- siehe obige Anmerkungen zu grundsätzlichen Kontraindikationen,
- aktuelle oder kürzer als 2 Wochen zurückliegende Einnahme eines SSRI (bei Fluoxetin: 5 Wochen), von Clomipramin oder eines anderen serotonerg wirksamen Pharmakons (Gefahr des Auftretens eines Serotonin-Syndroms)
- Phäochromozytom, Thyreotoxikose, Karzinoid,
- Einnahme von opiatartigen Narkoanalgetika (insbesondere Pethidin).

Für irreversible MAO-Hemmer gelten zusätzlich folgende Kontraindikationen:
- Einnahme von sympathomimetisch wirkenden Medikamenten (z. B. Asthmamittel)
- früherer Hirninfarkt oder intrakranielle Blutung, intrakranielle vaskuläre Malformationen
- maligne arterielle Hypertonie
- bevorstehende Operation mit notwendiger Narkose.

Für irreversible MAO-Hemmer gelten zusätzlich folgende Anwendungsbeschränkungen:
- Vorbehandlung mit trizyklischen Antidepressiva (cave: Clomipramin).

1.6.5 Kontraindikationen für selektive Serotonin-Rückaufnahmehemmer (SSRI) und andere selektive Antidepressiva

Siehe obige Anmerkungen zu grundsätzlichen Kontraindikationen
- aktuelle oder kürzer als 2 Wochen zurückliegende Einnahme eines irreversiblen MAO-Hemmers (bei Moclobemid: 2 Tage), gleichzeitige Einnahme von Tryptophan.

Für SSRI gelten zusätzlich folgende Anwendungsbeschränkungen:
- gleichzeitige Einnahme von anderen serotonin-agonistisch wirksamen Pharmaka (cave: zentrales Serotonin-Syndrom),
- Vorsicht bei gleichzeitiger Lithiumbehandlung,
- Vorsicht bei Sick-Sinus-Syndrom,
- gleichzeitige Antikoagulanzien-Therapie (Fluvoxamin, Fluoxetin).

Kontraindikationen für *Reboxetin* sind Schwangerschaft und Stillzeit, für *Venlafaxin* die gleichzeitige Einnahme mit MAO-Hemmern, für *Nefazodon* die gleichzeitige Anwendung von MAO-Hemmern, Astemizol und Terfenadin.

1.7 Hinweise für Schwangerschaft und Stillzeit

Obwohl ein eindeutiges teratogenes Risiko für die verfügbaren Antidepressiva nicht nachgewiesen wurde, sollte auf deren Einnahme insbesondere im ersten Trimenon verzichtet werden. Nur bei Vorliegen schwerer depressiver Syndrome oder Angsterkrankungen mit vegetativen Symptomen, die den Fetus beeinflussen könnten (z.B. Appetitverlust, Gewichtsverlust), oder bei Suizidalität sollte auf Antidepressiva zurückgegriffen werden. Es sollte dann ein trizyklisches Antidepressivum gewählt werden, da mit diesen Substanzen die größten Erfahrungen vorliegen. Substanzen mit geringeren anticholinergen Nebenwirkungen (z.B. Desi-

pramin, Nortriptylin) sollte der Vorzug vor stark anticholinergen
Präparaten (z. B. Amitriptylin) gegeben werden (anticholinerge
Nebenwirkungen beim Neugeborenen: Darmmotilitäts- und Miktionsstörungen). Die Plasmaspiegel sollten regelmäßig kontrolliert werden. Alternativ können SSRIs wie Paroxetin, Sertralin
und Fluoxetin in Erwägung gezogen werden (s. jedoch unten:
Gefahr der Akkumulation von Fluoxetin beim gestillten Säugling).
– Unter MAO-Hemmern wie Tranylcypromin soll die Mißbildungs-
rate erhöht sein.

In Einzelfällen, z. B. bei therapieresistenter Depression oder
bei schwerer psychotischer Depression mit Suizidalität, bei der
eine abwartende Haltung nicht mehr gerechtfertigt erscheint,
muss auch eine Elektrokrampfbehandlung erwogen werden. Die
Sicherheit dieser Methode für Schwangere und Fetus wird unter
erweiterten Vorsichtsmaßnahmen für hoch erachtet.

Trizyklische Antidepressiva (Ausnahme: Doxepin) und MAO-
Hemmer gehen nur in geringem Umfang in die Muttermilch
über. Fluoxetin hingegen ist in der Muttermilch nachweisbar und
kann bei gestillten Säuglingen akkumulieren. Im Allgemeinen
sollten Kinder von mit Antidepressiva behandelten Müttern im
Regelfall nicht gestillt werden, zumindest nicht während der ersten 10 Wochen nach Geburt.

1.8 Spezielle organpathologische Ausgangsbedingungen

1.8.1 Herzerkrankungen

1.8.1.1 Erregungsleitungs- und Rhythmusstörungen

Alle *trizyklischen Antidepressiva* können die atriale/ventrikuläre
Depolarisierung verlangsamen und die PR-, QRS- und QT-Inter-
valle verlängern; klinisch bedeutsam: Verzögerung im Hiss-Pur-
kinje-System (Typ-1a und -1c: antiarrhythmischer Effekt). Unter
allen tri- und tetrazyklischen Antidepressiva ist eine Tachykardie
möglich. Im Hinblick auf einen möglichen negativen inotropen

Effekt besteht eine relative Kontraindikation bei schwerer Herz-insuffizienz
- notwendiges kardiologisches Konsil im Zweifelsfall
- häufigeres kardiales Monitoring.

Selektive Serotonin-Rückaufnahmehemmer schneiden bezüglich kardialer Nebenwirkungen im Vergleich zu tri- und tetrazyklischen Antidepressiva günstiger ab; selten können Bradykardie, Vorhofflimmern, AV-Block auftreten. MAO-Hemmer haben keinen signifikanten Einfluss auf die Reizleitung im Herzen.

1.8.1.2 Hypertonie

- beachte Interaktion von tri-/tetrazyklischen Antidepressiva und MAO-Hemmern mit Antihypertonika

1.8.1.3 Hypotonie

- beachte hypotensiven Effekt von tri-/tetrazyklischen Antidepressiva und MAO-Hemmern

1.8.2 Lungenerkrankungen

- unter einigen Trizyklika selten Fälle von asthmatischen Krisen bei Aspirin-sensitiven Asthmatikern durch Tartrazin-haltige Farbstoffe in der Galenik

1.8.3 Gastrointestinale Störungen

- häufig unter SSRI
- unter trizyklischen Antidepressiva mit hoher anticholinerger Wirkkomponente: Refluxösophagitis; Gastroparese bei Patienten mit Pylorusstenose; paralytischer Ileus bei chronischer Obstipation (Vorteile von Trizyklika mit sekundären Aminen [z. B. De-

sipramin, Nortriptylin) gegenüber tertiären Aminen [z. B. Amitriptylin, Doxepin], ebenso von Mianerin oder Mirtazapin)
- bei Ulcera duodenalia/peptica: Vorteile von Doxepin und Trimipramin

1.8.4 Hepatische Erkrankungen

- tri-/tetrazyklische Antidepressiva, SSRI und MAO-Hemmer werden hauptsächlich über die Leber metabolisiert, Ausnahme: Trazodon (25%: hepatisch, 75%: renal): Dosisanpassung durch Reduktion, Serumspiegelkontrolle

1.8.5 Renale Erkrankungen

- wegen hoher Plasmaproteinbindung: keine Dialysierbarkeit (daher auch keine Notwendigkeit einer Substitution nach Dialyse)
- mögliche Problematik der aktiven, insbesondere der unkonjugierten Metabolite (v. a. relevant unter trizyklischen Antidepressiva): ausgeprägte Sedierung, verstärkte orthostatische Hypotension: Dosisanpassung durch Reduktion, Serumspiegelkontrolle (auch der aktiven Metaboliten)

1.9 Bedeutsame Medikamenteninteraktionen

1.9.1 Tri-/Tetrazyklische Antidepressiva
– siehe Tabelle 3

Tabelle 3. Praktisch wichtige Wechselwirkungen von tri- und tetrazyklischen Antidepressiva mit anderen Medikamenten

Beispiele	Wechselwirkung
Anästhetika/ Muskelrelaxanzien	Arrhythmierisiko wird erhöht
Antacida, Adsorbenzien, L-Dopa	verringerte intestinale AD-Absorption, dadurch evtl. niedrigere AD-Plasmaspiegel
Antiarrhythmika (Chinidin, Lidocain, Procainamid, Flecainid)	Verlängerung der kardialen Überleitungszeit, verringerte Myokardkontraktilität, Herzinsuffizienz
Antimykotika (Flucaonazol, Ketokonazol)	erhöhte Plasmakonzentrationen von T2A durch Inhibition von CYP 3A3/4, dadurch vermehrte UAW
β-Rezeptorenblocker (Propranolol)	Blutdrucksenkung kann verstärkt werden, Anstieg der Plasmaspiegel vor TZA und Propranolol, dadurch vermehrte und verstärkte UAW
Cimetidin	Erhöhung der Plasmaspiegel von Antidepressiva, dadurch vermehrte und verstärkte UAW möglich (evtl. Ranitidin verwenden, bisher keine Wechselwirkungen beobachtet)
Diuretika	verstärkte Blutdrucksenkung möglich
Insulin	Verstärkung des blutzuckersenkenden Effekts möglich
orale Antidiabetika (Tolbutamid)	Plasmaspiegel von Tolbutamid kann erhöht werden, eine Verstärkung des blutzuckersenkenden Effekts ist möglich
Phenothiazine	erhöhte Serumkonzentrationen der TZA mit vermehrten und verstärkten Nebenwirkungen; Verlängerung der QT-Zeit!
orale Kontrazeptiva	Erniedrigung der Plasmaspiegel von TZA
Omeprazol	durch Hemmung von CYP 2C19 sind erhöhte Plasmaspiegel der TZA möglich (allerdings wirkt Omeprazol als Induktor bei CYP 1A2), Klarheit über den tatsächlichen Interaktionseffekt durch TDM
L-Thyroxin	Tachykardie, evtl. verstärkte Arrhythmien

1.9.2 Selektive Serotoninrückaufnahmehemmer

- Antikoagulanzien: verlängerte Prothrombinzeit möglich
- Benzodiazepine (Alprazolam, Triazolam, Diazepam): verlängerte HWZ
- Clozapin: z. T. erhöhte Clozapin-Plasmaspiegel (Fluvoxamin)
- Cyclosporin: erhöhte Cyclosporin-Plasmaspiegel
- Digitoxin: verstärkte/verringerte Wirkung
- MAO-Hemmer: kontraindiziert (Serotonin-Syndrom)
- Trizyklika: erhöhte TZA-Plasmaspiegel

1.9.3 Reversible und irreversible MAO-Hemmer

- direkte und indirekte Sympathomimetika (Adrenalin, Noradrenalin, Isoprenalin, Methoxamin, Phenylephrin; Cocain, Amphetamin, Tyramin, Methylphenidat, Phenethylamin, Ephedrin, Pseudoephedrin, Phenylpropanolamin): Blutdruck-Anstieg bis hin zu schwerer Hypertension
- serotonerge Substanzen (z. B. Clomipramin, Tryptophan): zentrales Serotonin-Syndrom

Für den reversiblen MAO-A-Hemmer Moclobemid sind außerdem folgende Interaktionen beschrieben:
- Cimetidin: verzögerte Metabolisierung von Moclobemid

1.10 Therapeutisches Drug-Monitoring (Plasmakonzentrationsbestimmung)

Plasmakonzentrationen von trizyklischen Antidepressiva (Muttersubstanz und pharmakologisch aktiver Metabolit) können unter folgenden Zielvorstellungen gemessen werden:

1.10.1 Überprüfung und Verbesserung der Compliance

Die meisten Ärzte überschätzen die Einnahmezuverlässigkeit ihrer Patienten; die Empathie des Arztes übt einen positiven Einfluß auf die Compliance aus, ebenso wie vertieftes Wissen des Patienten über seine Krankheit. Die Zahl der einzunehmenden Medikamente sowie unübersichtliche Dosierungsschemata korrelieren mit verminderter Compliance. Der Inhalt des Beipackzettels sollte durch verständliche Information über mögliche, relevante Nebenwirkungen „entschärft" werden.

1.10.2 Vermeidung von Nebenwirkungen und Abschätzung therapeutischer Risiken

Bei vielen trizyklischen Antidepressiva besteht zwischen den Plasmakonzentrationen und der Häufigkeit bzw. Ausprägung von Nebenwirkungen eine lineare Korrelation. Bei Plasmaspiegeln über 350 ng/ml sollen Nebenwirkungen vermehrt auftreten. Beim Auftreten gravierender und/oder unerwarteter Nebenwirkungen sowie bei Verdacht auf Intoxikation ist insbesondere bei Trizyklika Therapeutisches Drug-Monitoring angezeigt.

1.10.3 Monitoring bei bestimmten Patientenpopulationen und Medikamentenkombinationen

Antidepressiva-Plasmakonzentrationen unterliegen starken interindividuellen Schwankungen; Patienten über 60 Jahre weisen jedoch bei gleicher Dosis deutlich höhere Spiegel auf als Patienten unter 40 Jahren. Etwa 4–7% der Bevölkerung bauen aufgrund eines genetischen Polymorphismus Antidepressiva nur sehr langsam ab (slow metabolizers), während andere Patienten wiederum wie ca. 1% der Bevölkerung einen Hypermetabolisierer-Status aufweisen können. Antidepressiva-Standarddosen können bei solchen Patienten zu toxischen bzw. insuffizienten Plasmakonzentrationen und Therapie-Nonresponse führen.

Psychopharmaka und andere Arzneimittel können mit dem Metabolismus von trizyklischen Antidepressiva interferieren (Medikamenteninteraktionen). Unter Komedikation mit z. B. Neuroleptika, selektiven Serotonin-Rückaufnahmehemmern (insbesondere Fluvoxamin und Fluvoxetin), Propranolol und Cimetidin können die Plasmaspiegel von trizyklischen Antidepressiva ansteigen, während sie unter z. B. Carbamazepin absinken können.

1.10.4 Verbesserung der Therapieresponse

Trotz vielfach widersprüchlicher Befunde ist nach Literaturangaben bei einigen trizyklischen Antidepressiva in einem definierten Plasmakonzentrationsbereich die Wahrscheinlichkeit eines therapeutischen Effektes auf das Zwei- bis Vierfache gesteigert.

Substanz	angestrebte Plasmakonzentration
Nortriptylin	60–150 ng/ml
Amitriptylin	ca. 100–220 ng/ml*
Desipramin	> 120 ng/ml
Imipramin	ca. 175–350 ng/ml*

* Summe aus Muttersubstanz und wirksamem Desmethyl-Metaboliten

Wenn Patienten auf ein trizyklisches Antidepressivum nach 3–4 Wochen Behandlungsdauer nicht ansprechen, sollten die Plasmakonzentrationen kontrolliert werden. Liegen die Plasmaspiegel für eines der o. g. trizyklischen Antidepressiva niedriger als die untere Schwellenkonzentration, sollte bei gesicherter Compliance die Dosis unter wöchentlicher Kontrolle der Plasmakonzentrationen erhöht werden. Auch das Erreichen empfohlener Plasmaspiegel stellt jedoch keine Garantie für eine Therapieresponse dar.

Für selektive Serotonin-Rückaufnahmehemmer und MAO-Hemmer ist die Relevanz von Plasmaspiegelbestimmungen derzeit unklar. Zu den Vorteilen der SSRIs gehört die einfache Handhabung adäquater Dosierungen.

1.11 Erhaltungstherapie und Phasenprophylaxe

Aufgrund wissenschaftlicher Studien gut belegt können bei unipolar verlaufenden, rezidivierenden Depressionen auch Antidepressiva (tri/tetrazyklische Antidepressiva, SSRI, Nefazodon, Mirtazapin, Venlafaxin, MAO-Hemmer) effektiv zur Erhaltungstherapie über mindestens 6 Monate zur Symptomsuppression und danach zur Phasenprophylaxe eingesetzt werden. Noch unterschiedlich sind die Auffassungen, ab wann mit einer Phasenprophylaxe begonnen werden soll. Im Allgemeinen gehen die Empfehlungen – so auch der WHO – dahin, dass eine Phasenprophylaxe nach 2 Episoden eingeleitet werden soll, insbesondere dann, wenn zwei davon in den letzten fünf Jahren aufgetreten sind. Bei Suizidversuchen in der Anamnese, einer Familienanamnese mit einer rezidivierend verlaufenden monopolaren Depression, bei einer Erstmanifestation in der späten Adoleszenz bzw. im frühen Erwachsenenalter oder bei zwei schweren depressiven Episoden in den letzten drei Jahren kann bereits zu einem früheren Zeitpunkt eine Phasenprophylaxe erwogen werden. Im Allgemeinen wird das Antidepressivum zur Phasenprophylaxe angewandt, mit welchem auch Remission erreicht wurde, zumal es bisher noch keine Hinweise dafür gibt, dass ein bestimmtes Antidepressivum als Phasenprophylaktikum überlegen ist. Was die Dosierung betrifft, so sprechen erste Befunde dafür, dass diese der entsprechen soll, die zur Akutbehandlung angewandt wurde, da eine Dosisreduktion zur Phasenprophylaxe mit einem häufigeren Auftreten von erneuten Phasen verbunden zu sein scheint.

Aufgrund der Gefahr, eine manische Episode bzw. ein „rapid cycling" zu provozieren, sollte nach Remission einer depressiven Episode im Rahmen einer bipolaren affektiven Störung das Antidepressivum in der Regel abgesetzt und die weitere Phasenprophylaxe bevorzugt mit Lithium, ggf. mit Carbamazepin oder Valproat, durchgeführt werden.

Über die Dauer der Phasenprophylaxe mit Antidepressiva existieren noch keine generell anerkannten Richtlinien, so dass unter Berücksichtigung der individuellen Vorgeschichte (familiäre Belastung, Häufigkeit und Schwere vorausgegangener Episoden, Ko-

Morbidität) sowohl ein Absetzversuch nach einigen Jahren (≥5 Jahre) unter engmaschiger Kontrolle als auch eine lebenslange Fortführung der Phasenprophylaxe gerechtfertigt sein kann.

Für das Rapid-Cycling-Phänomen hat sich bisher keines von verschiedenen Therapiekonzepten (Valproat, Carbamazepin oder Lamotrigin bzw. Kombination aus Lithium und einem dieser Antikonvulsiva) als überlegen herausgeschält.

1.12 „Therapieresistenz"

Bessert sich ein akut vorliegendes depressives Syndrom unter Therapie mit zwei Antidepressiva in ausreichender Dosis und bei ausreichenden Plasmakonzentrationen innerhalb von vier bis sechs Wochen um weniger als 50%, gemessen mit einem gängigen Rating-Verfahren, gilt es als „therapierefraktär".

Vorgehen bei „Therapieresistenz"

1.12.1 Monotherapie/Umstellung

– Gegebenenfalls adäquate Behandlung internistisch-neurologischer Begleiterkrankungen.
– Bei Trizyklika Anhebung auf hochnormale Plasmakonzentrationen für die nächsten zwei Wochen (cave: bei älteren Patienten gibt es Hinweise darauf, dass eine Erhöhung von Nortriptylin auf über 400 ng/ml Plasmakonzentrationen eher nachteilige Effekte hat). Bei SSRI, Mirtazapin, Nefazodon, Reboxetin und Venlafaxin Dosissteigerung bis zur Verträglichkeitsgrenze bzw. gemäß den in der Tabelle angegebenen oberen Dosierungsgrenzen.
– Falls kein ausreichender Erfolg sowohl mit tri- bzw. tetrazyklischen Antidepressiva als auch SSRI, jeweils als Monotherapie in sequenzieller Folge mit Wechsel des pharmakologischen Wirkschwerpunkts, Umstellen auf irreversible MAO-Hemmer (Tranylcypromin); Intervall- bzw. Karenzzeiten beachten!

– Einsatz von Mirtazapin oder Venlafaxin erwägen (möglicherweise Wirksamkeitsvorteile von dual, d.h. noradrenerg und serotonerg wirkenden Antidepressiva); bei schweren Depressio-
nen/stationären Patienten Therapieversuch mit hochdosiertem
Trizyklikum.

1.12.2 Kombinationstherapie

(Hier werden zwei Medikamente gleichzeitig gegeben, die beide
auch für sich allein wirksam sind.)
– Kombination eines trizyklischen Antidepressivums mit SSRI
  oder MAO-Hemmer (cave: Clomipramin!); Einstellung unter
  stationärer Beobachtung ratsam.
– Kombinationstherapie Reboxetin + SSRI erwägen.
– Kombination eines Antidepressivums mit einem Neuroleptikum; hier sollte hochpotenten Substanzen vom Haloperidol-
  Typ der Vorzug gegeben werden, besonders bei einer Depression mit psychotischen Merkmalen.

Hinweis: Es gibt keinen ausreichenden wissenschaftlichen Beleg
dafür, dass die Kombination zweier trizyklischer Antidepressiva
oder eines trizyklischen Antidepressivums mit einem SSRI Vorteile gegenüber einer Monotherapie aufweist.

1.12.3 Augmentations-Therapie

(Unter Augmentation soll hier verstanden werden, dass ein zusätzlich gegebenes Medikament, welches für sich alleine nicht
wirksam oder in seiner Wirksamkeit einem Antidepressivum un-
terlegen ist, die Wirkung eines „Hauptmedikamentes" unter-
stützt.)
   Bezüglich einer Augmentation ist in erster Linie an die Kombination eines Antidepressivums mit Lithium zu denken. Wenn
Lithium im Sinne einer Augmentationstherapie bei unipolarer
Depression gegeben wird, scheinen niedrige Lithium-Plasmaspie-

gel [0,4 bis 0,6 mmol/l] ausreichend zu sein; der Augmentations-
effekt tritt in der Regel nach 1–2 Wochen ein. Cave: selten zentrales Serotonin-Syndrom unter SSRI und Lithium.

Weitere, hinsichtlich Effektivität weniger gesicherte Augmentati-
onsmöglichkeiten:
- Antidepressiva und Trijodthyronin (T_3). Dosierung 25–50 µg/
  die; evtl. auch T_4 hochdosiert.
- Antidepressiva und Methylphenidat oder Dextroamphetamin:
  Es gibt Hinweise darauf, dass Psychostimulanzien als *Mono*-
  therapie bei bis dahin „therapierefraktären" geriatrischen Patienten, bei „chronischer Dysphorie" oder bei sog. „sekundärer
  Depression" einen guten Erfolg haben können.
- Augmentationstherapie mit Östrogenen: Wirksamkeit nicht
  hinlänglich gesichert, Studienergebnisse sind eher negativ.

1.12.4 Zusätzliche Behandlungsstrategien

Hierzu zählen Schlafentzugsbehandlung (Wachtherapie) und die
Gabe des Beta-Blockers Pindolol. Letzterer scheint den Wirkungseintritt des Antidepressivums zu beschleunigen.

1.12.5 Elektrokrampfbehandlung (EKB)

Die EKB sollte nicht nur als „ultima ratio" erwogen werden,
sondern besonders bei multimorbiden und/oder psychotisch-de-
pressiven Patienten frühzeitiger als heute üblich erwogen werden.
Durch überlappende bzw. anschließende Behandung mit einem
Antidepressivum bzw. Lithium sollte der Therapieerfolg stabilisiert werden.

Offenbar sprechen aber „therapierefraktäre" Patienten, bei denen alle anderen adäquat durchgeführten Behandlungsversuche
gescheitert sind, auch nur in höchstens ca. 50% der Fälle ausreichend auf eine Elektrokrampfbehandlung an.

1.13 Compliance

Eine Verbesserung der Compliance von Patienten unter Antidepressiva-Medikation kann erreicht werden durch:
- eingehende Information des Patienten und seiner Angehörigen über die Erkrankung und das geplante therapeutische Vorgehen, insbesondere auch über Wirklatenz, mögliche Nebenwirkungen und Dauer einer Antidepressiva-Medikation; Erfragung von Behandlungsvorerfahrungen, -erwartungen und -befürchtungen, ggf. Klärung und Richtigstellung
- Aufbau einer tragfähigen Arzt-Patient-Beziehung
- Auswahl nebenwirkungsarmer Präparate
- zusätzliche psychotherapeutische Maßnahmen (interpersonale Psychotherapie, kognitive Verhaltenstherapie)
- Vereinfachung der Medikamentengabe: Vermeidung von Mehrfach-Applikationszeitpunkten und Medikamentenkombinationen; Ausgabe von Einnahmeplänen und -schälchen
- Bestimmung von Antidepressiva-Plasmaspiegeln zur Überprüfung der Compliance.

Anhang: Auflistung der ICD-10-Diagnosen

Nicht näher bezeichnete Demenz

F03.x3   mit anderen Symptomen, vorwiegend depressiv

Sonstige psychische Störungen aufgrund einer Schädigung oder Funktionsstörung des Gehirns oder einer körperlichen Krankheit

F06.32   organische depressive Störung
F06.33   organische gemischte affektive Störung
F06.4   organische Angststörung

**Psychische und Verhaltensstörungen
durch psychotrope Substanzen**

F1x.54   psychotische Störung, vorwiegend depressive Symptome
F1x.72   affektiver Restzustand

Schizophrenie

F20.4   postschizophrene Depression
F20.5   schizophrenes Residuum

Schizoaffektive Störung

F25.1   schizoaffektive Störungen, gegenwärtig depressiv
F25.2   gemischte schizoaffektive Störungen
F25.8   sonstige schizoaffektive Störungen
F25.9   schizoaffektive Störungen, nicht näher bezeichnet

Bipolare affektive Störung

F31.3   bipolare affektive Störung, gegenwärtig mittelgradige
         oder leichte depressive Episode
F31.4   bipolare affektive Störung, gegenwärtig schwere depressi-
         ve Episode ohne psychotische Symptome
F31.5   bipolare affektive Störung, gegenwärtig schwere depressi-
         ve Episode mit psychotischen Symptomen
F31.6   bipolare affektive Störung, gegenwärtig gemischte Episode
F31.8   sonstige bipolare affektive Störung
F31.9   bipolare affektive Störung, nicht näher bezeichnet

Depressive Episode

F32.0   leichte depressive Episode
F32.1   mittelgradige depressive Episode
F32.2   schwere depressive Episode ohne psychotische Symptome
F32.3   schwere depressive Episode mit psychotischen Sympto-
         men

F32.8 sonstige depressive Episode
F32.9 depressive Episode, nicht näher bezeichnet

Rezidivierende depressive Störungen

F33.0 rezidivierende depressive Störungen, gegenwärtig leichte Episode
F33.1 rezidivierende depressive Störungen, gegenwärtig mittelgradige Episode
F33.2 rezidivierende depressive Störungen, gegenwärtig schwere Episode ohne psychotische Symptome
F33.3 rezidivierende depressive Störungen, gegenwärtig schwere Episode mit psychotischen Symptomen
F33.8 sonstige rezidivierende depressive Episoden
F33.9 rezidivierende depressive Episoden, nicht näher bezeichnet

Angststörungen

F40.0 Agoraphobie
F40.1 soziale Phobie
F41.0 Panikstörung
F41.1 generalisierte Angststörung
F41.2 Angst und depressive Störung, gemischt
F41.3 andere gemischte Angststörung
F41.9 Angststörung, nicht näher bezeichnet

Zwangsstörungen

F42.0 Zwangsstörung, vornehmlich Zwangsgedanken oder Grübelzwang
F42.2 Zwangsstörung, vornehmlich Zwangshandlungen
F42.2 Zwangsgedanken und -handlungen, gemischt
F42.8 sonstige Zwangsstörung
F42.9 Zwangsstörung, nicht näher bezeichnet

Reaktionen auf schwere Belastungen und Anpassungsstörungen

F43.1   posttraumatische Belastungsstörung
F43.2   Anpassungsstörungen
F43.20   Kurze depressive Reaktion
F43.21   Längere depressive Reaktion
F43.22   Angst und depressive Reaktion gemischt
F43.23   mit vorwiegender Beeinträchtigung von anderen Gefühlen

Somatoforme Störungen

F45.0   Somatisierungsstörung
F45.1   undifferenzierte Somatisierungsstörung
F45.4   anhaltende somatoforme Schmerzstörung

Sonstige neurotische Störungen

F48.0   Neurasthenie

Essstörungen

F50.2   Bulimia nervosa
F50.3   atypische Bulimia nervosa

Nichtorganische Schlafstörungen

F51.0   nichtorganische Insomnie
F51.4   Pavor nocturnus

Psychische oder Verhaltensstörungen im Wochenbett, nicht andernorts klassifizierbar

F53.0   leichte psychische und Verhaltensstörungen im Wochen-
         bett, nicht andernorts klassifizierbar
F53.1   schwere psychische und Verhaltensstörungen im Wochen-
         bett, nicht andernorts klassifizierbar

Spezifische Persönlichkeitsstörungen

F60.3   Borderline-Störung

2 Stimmungsstabilisierer (Phasenprophylaktika; Lithium und Antikonvulsiva)

Affektive Psychosen sind durch ein hohes Rückfallrisiko charakterisiert, der Langzeitbehandlung in Form von Erhaltungstherapie und Rezidivprophylaxe kommt deshalb besondere Bedeutung zu. Für die zur Rezidivprophylaxe eingesetzten Substanzen wird in neuerer Zeit neben dem konventionellen Begriff Phasenprophylaktika zunehmend der Begriff Stimmungsstabilisierer (mood stabilizer) gebraucht.

2.1 Indikationen, Auswahl der Präparate und Behandlungsdauer

Lithium, Carbamazepin und Valproinsäure (letzteres ist in Deutschland für diese Indikation nicht zugelassen) kommen zur Phasenprophylaxe affektiver und schizoaffektiver Erkrankungen in Betracht, bei unipolaren Depressionen auch Antidepressiva. Nur im Einzelfall können bei rezidivierenden manischen Episoden oder schizoaffektiven Störungen ohne suffiziente Therapieresponse auf Lithium oder Antikonvulsiva auch Neuroleptika zur Phasenprophylaxe herangezogen werden.

Inwieweit Antiepileptika der neuen Generation wie z.B. Lamotrigin eine phasenprophylaktische Wirkung aufweisen, ist derzeit Gegenstand kontrollierter wissenschaftlicher Untersuchungen.

Die Indikationsstellung zu einer Phasenprophylaxe sollte unter Berücksichtigung der Anzahl und des Schweregrades der vorausgegangenen Episoden sowie einer familiären Belastung mit einer affektiven bzw. schizoaffektiven Erkrankung erfolgen. Gemäß WHO- bzw. Expertenempfehlungen wird bei rezidivierenden depressiven Störungen eine Phasenprophylaxe dann angeraten, wenn neben der Indexphase innerhalb der letzten 5 Jahre eine weitere depressive Episode bestanden hat. Für eine Phasenprophylaxe bei bipolaren Erkrankungen gilt als Richtlinie zwei Episoden in 4 Jahren (einschließlich der Indexphase) und bei schizoaffektiven Erkrankungen zwei Episoden in 3 Jahren (einschl. der Indexphase). Häufig wird auch nach der Regel verfahren, eine Phasenprophylaxe dann einzuleiten, wenn neben der Indexphase in den letzten 3 Jahren zwei weitere Phasen einer affektiven Erkrankung stattgefunden haben. Bei Manien sollte eine Rezidivprophylaxe bereits nach der ersten schweren manischen Episode erfolgen. Selbstverständlich kann bei schweren Krankheitsverläufen (z. B. mit erhöhtem Suizidrisiko), bei einer familiären Belastung mit affektiven Störungen bzw. bei einer Erstmanifestation der affektiven Erkrankung jenseits des 50. Lebensjahres von diesen Leitlinien zugunsten einer früheren Einleitung einer Phasenprophylaxe abgewichen werden.

Die Indikationen für Phasenprophylaktika (engl. auch: „mood stabilizer") sind im Anhang zu diesem Kapitel als ICD-10-Diagnosen mit Verschlüsselung tabellarisch aufgelistet.

Über die notwendige Länge der Phasenprophylaxe existieren noch keine generell anerkannten Richtlinien, so dass unter Berücksichtigung der individuellen Vorgeschichte (familiäre Belastung, Häufigkeit und Schwere vorausgegangener Episoden, Komorbidität) sowohl ein schrittweiser und unter engmaschiger nervenärztlicher Kontrolle zu vollziehender Absetzversuch nach einigen Jahren als auch eine lebenslange Fortführung der Phasenprophylaxe gerechtfertigt sein kann.

2.1.1 Phasenprophylaxe bei rezidivierenden depressiven Störungen

Die Phasenprophylaxe bei rezidivierenden depressiven Störungen erfolgt in der Regel durch eine Lithiumtherapie oder durch Fortführung der Antidepressiva-Therapie, unter der eine Vollremission erreicht wurde. (Auf die Möglichkeit, bei unipolar verlaufen-

den depressiven Störungen eine Phasenprophylaxe mit Antidepressiva durchzuführen, wurde bereits im Kapitel „Antidepressiva" hingewiesen.) Der belegte suizidalitäts- und mortalitätsredu-
zierende Effekt von Lithium sollte in die differenzialtherapeuti-
schen Erwägungen miteinbezogen werden. Für Carbamazepin
oder Valproinsäure liegen keine Daten für eine ausreichende rezidivprophylaktische Wirkung bei unipolaren Depressionen vor.

2.1.2 Phasenprophylaxe bei bipolaren affektiven Störungen und rezidivierenden manischen Episoden

Für die Phasenprophylaxe bei bipolaren affektiven Störungen ist
Lithium nach wie vor das Mittel erster Wahl.

Es gibt Hinweise, dass Lithium eher bei den „klassischen" affektiven Erkrankungen wirksam ist, Carbamazepin bzw. Valproat
eher bei den „atypischen" (z.B. bei Vorliegen psychotischer
Symptome oder organischer Auffälligkeiten). Bei der Indikationsstellung sollte zudem berücksichtigt werden, dass Lithium einen
suizidalitäts- und mortalitätsreduzierenden Effekt aufweist. Bei
mangelnder rezidivprophylaktischer Wirksamkeit von Lithium
sollte eine Carbamazepin-Monotherapie bzw. eine Kombinationstherapie von Lithium und Carbamazepin erwogen werden. Als
weitere Alternative ist bei mangelnder Wirksamkeit von Lithium
bzw. Carbamazepin eine Behandlung mit Valproinsäure entweder
als Mono- oder Kombinationstherapie mit Lithium und/oder Carbamazepin in Betracht zu ziehen. Auch Lamotrigin könnte nach
ersten Befunden eine rezidivprophylaktische Wirkung bei bipolaren affektiven Störungen haben.

Bei rezidivierenden manischen Episoden („unipolare Manie",
sehr selten) sollte die Phasenprophylaxe analog zur Behandlung
von bipolaren affektiven Störungen erfolgen. Kontrollierte Studien zur Phasenprophylaxe rezidivierender manischer Episoden
existieren nicht.

Für die phasenprophylaktische Behandlung eines „rapid cycling" (4 Phasen oder mehr pro Jahr) scheinen Carbamazepin

oder Valproinsäure und möglicherweise auch Lamotrigin geeigneter zu sein als Lithium.

Um das Risiko eines Umschlagens in eine Manie bei der Akutbehandlung der bipolaren Depression zu vermindern, wird zunehmend empfohlen, von vornherein das Antidepressivum mit einem Phasenprophylaktikum zu kombinieren.

In der Rezidivprophylaxe schizoaffektiver Psychosen ist Carbamazepin dem Lithium überlegen, bezüglich Valproat liegen bis dato keine verwertbaren Daten vor.

2.1.3 Phasenprophylaxe bei schizoaffektiven Störungen

Zur Phasenprophylaxe bei schizoaffektiven Störungen können sowohl Lithium als auch Carbamazepin eingesetzt werden. Ob und inwieweit hier eine Phasenprophylaxe mit Carbamazepin (bzw. Valproat) einer Behandlung mit Lithium überlegen ist, wie dies für Carbamazepin die derzeitige Befundlage insbesondere bei rein schizodepressiven Verläufen nahelegt, kann bei der jetzigen Datenkonstellation jedoch noch nicht eindeutig entschieden werden. Einige Studien legen nahe, dass auch Valproinsäure einen phasenprophylaktischen Effekt bei schizoaffektiven Störungen – insbesondere beim bipolaren Typ – aufweist.

In den Fällen, in denen bei schizoaffektiven Störungen eine Phasenprophylaxe mit Carbamazepin, Lithium oder Valproinsäure jeweils als Mono- oder Kombinationstherapie nicht den gewünschten Erfolg mit sich bringt, sollte eine Rezidivprophylaxe mit einem Neuroleptikum erwogen werden; dies ist insbesondere bei schizoaffektiven Psychosen zu überlegen, deren Verlauf durch häufige schizomanische Episoden gekennzeichnet ist.

Nicht selten wird aufgrund klinischer Erfahrung auch eine Kombination aus einem Antidepressivum und einem Neuroleptikum zur Rezidivprophylaxe bei schizoaffektiven Störungen verordnet; kontrollierte Studien zu dieser Vorgehensweise existieren jedoch nicht.

2.1.4 Akutbehandlung der Manie

Ein weiterer Indikationsbereich für die Phasenprophylaktika Lithium, Valproinsäure und Carbamazepin ist die Behandlung einer akuten Manie.

Inwieweit andere, neuere Antiepileptika ebenfalls bei der Behandlung einer akuten Manie wirksam sind, ist derzeit Gegenstand wissenschaftlicher Untersuchungen; für Lamotrigin gibt es erste Hinweise hierfür.

Häufig ist bis zum Erreichen einer ausreichenden klinischen Wirksamkeit der Phasenprophylaktika eine Komedikation mit einem Neuroleptikum oder Benzodiazepin erforderlich, insbesondere bei schwer ausgeprägten Manien, Manien mit produktiv-psychotischer Symptomatik oder „gereizten" Manien. Valproinsäure kann schneller aufdosiert werden als Lithium oder Carbamazepin, was in der Akuttherapie der Manie von Vorteil ist.

2.1.5 Zusätzliche Indikationsgebiete für Phasenprophylaktika

Neben ihrer phasenprophylaktischen und antimanischen Wirksamkeit werden den Phasenprophylaktika auch positive Effekte auf Einzelsymptome wie erhöhte Aggressivität, Reizbarkeit und Impulsivität (z. B. bei emotional instabiler Persönlichkeitsstörung) zugesprochen, wobei speziell dem Lithium auch eine die Suizidalität verringernde Wirkung zugeschrieben wird. Weitere gesicherte Indikationsgebiete für Stimmungsstabilisierer bestehen derzeit nicht.

2.2 Dosierung und Plasmakonzentrationen

Lithium

Bei der Phasenprophylaxe bipolarer affektiver Störungen, rezidivierender depressiver Störungen und schizoaffektiver Psychosen liegt der gängige therapeutische Bereich für Lithium bei einer Serumkonzentration von 0,6 bis 0,8 mmol/l, wobei zu beachten ist, dass sich der volle phasenprophylaktische Effekt erst nach einigen Monaten einstellen kann. Lithium wird langsam aufdosiert (Beginn mit 10–20 mmol/Tag); der Lithiumspiegel sollte in den ersten 4 Wochen wöchentlich, danach im ersten Halbjahr monatlich und anschließend in ca. 3-monatigen Abständen kontrolliert werden.

Zur Akuttherapie der Manie werden die Lithium-Serumkonzentrationen im Gegensatz zur phasenprophylaktischen Behandlung auf einen Bereich von 1,0 bis maximal 1,2 mmol/l eingestellt. Lithium wird relativ rasch aufdosiert (Beginn mit 30–40 mmol/Tag); Kontrollen der Serumkonzentrationen sind daher zunächst in Abständen von 2–3 Tagen notwendig.

Für die verschiedenen Lithiumsalze sind unterschiedliche Dosismengen notwendig, um suffiziente Serumkonzentrationen zu erreichen; die Einnahme erfolgt zumeist in 2 Einzeldosen.

Valproinsäure

Bei der Durchführung einer Phasenprophylaxe mit Valproinsäure wird im Allgemeinen eine Dosierung gewählt, wie sie auch bei der Behandlung von epileptischen Anfällen angewandt wird (1.200-2.000 mg/Tag; üblicherweise liegen die Plasmaspiegel in diesem Dosisbereich zwischen 40 und 100 µg/ml). Valproat kann innerhalb weniger Tage (2–3 Tage; „oral loading" mit 20 mg/kg/Tag) aufdosiert werden.

Carbamazepin

Bei Carbamazepin werden im Allgemeinen zur Phasenprophylaxe Plasmakonzentrationen angestrebt, wie sie auch von seiten der Epilepsiebehandlung bekannt sind (6–12 µg/ml). Zur Behandlung der akuten Manie sind Plasmakonzentrationen von 10–12 µg/ml für Carbamazepin vorgeschlagen worden. Die notwendigen Dosen hierfür liegen in der Regel zwischen 600 und 1600 mg/Tag. Carbamazepin sollte möglichst einschleichend aufdosiert werden.

2.3 Unerwünschte Wirkungen

Wesentliche Nebenwirkungen einer *Lithium*therapie sind:
- feinschlägiger Tremor,
- Polyurie- und Polydipsie,
- Gewichtszunahme.
- gastrointestinale Störungen,
- euthyreote Struma oder Hypothyreose,
- Exazerbation präexistierender Dermatosen (z. B. Psoriasis),
- Gedächtnisstörungen

selten:
- zerebrale Krampfanfälle
- interstitielle Nephritis, nephrotisches Syndrom.

Als wichtigste Nebenwirkungen können unter einer *Carbamazepin*therapie auftreten:
- Herzrhythmusstörungen,
- allergische Reaktionen,
- Cholestase,
- gastrointestinale Störungen,
- Kopfschmerzen, Schwindel, Sehstörungen,
- Ataxie,
- Leukopenie

sehr selten:
- exfoliative Dermatitis

Als wesentliche Nebenwirkungen von *Valproinsäure* können auftreten:
- gastrointestinale Funktionsstörungen (Übelkeit, Erbrechen und Diarrhoe),
- Schläfrigkeit, Ataxie, Dysarthrie und Tremor,
- passagerer Haarausfall,
- in seltenen Fällen Blutbildveränderungen und Blutgerinnungsstörungen, Pankreatitis, Leberversagen.

2.4 Kontraindikationen

Als wesentliche Kontraindikationen für eine *Lithium*therapie gelten:
- akutes Nierenversagen,
- schwere Herzfunktionsstörungen,
- Morbus Addison,
- Gravidität und Stillen (Cave: mögliche teratogene Wirkung!)

Die wesentlichen Kontraindikationen für eine *Carbamazepin*therapie sind:
- atrioventrikulärer Block,
- schwere Leberfunktionsstörungen,
- Überempfindlichkeit gegen trizyklische Antidepressiva und Carbamazepin,
- Gravidität (Teratogenität)
- Kombination mit irreversiblen MAO-Hemmern.

Die wesentlichen Kontraindikationen für *Valproinsäure* sind:
- familiäre Lebererkrankungen; Porphyrie
- Lebererkrankungen in der Vorgeschichte und/oder schwerwiegende Leber- oder Pankreasfunktionsstörungen.
- Cave: mögliche teratogene Effekte.

2.5 Kontrolluntersuchungen

Unter *Lithium* sind folgende Kontrolluntersuchungen nötig:
- vor Neueinstellung:
- Blutbild, Elektrolyte, Nüchternblutzucker,
- Kreatinin, Kreatinin-Clearance, Harnstoff, Harnsäure, Urinstatus,
- T3, T4, TSH basal, ggf. TRH-Test,
- EEG, EKG, Blutdruck, Puls,
- Körpergewicht, Halsumfang,
- ggf. Schwangerschaftstest.

- während Lithiumbehandlung:
  - Bestimmung der Lithium-Serumkonzentration: in den ersten 4 Wochen wöchentlich, danach in den ersten 6 Monaten monatlich, später etwa alle 3–6 Monate;
    Blutentnahme jeweils ca. 12 h nach letzter Einnahme
  - Bestimmung des Kreatinins parallel zu Lithium; Messung der Kreatinin-Clearance jährlich
  - T3, T4 und TSH basal, Elektrolyte, EKG und ggf. EEG (bei Komedikation) jährlich
  - Körpergewicht und Halsumfang: alle 3 Monate

Unter *Valproinsäure* sollten Kontrollen von Blutbild, Leber- und Pankreaswerten sowie des Gerinnungsstatus vor und 1, 3, 5, 7, 9 Wochen nach Beginn der Valproinsäure-Medikation erfolgen; dann in monatlichen Abständen bis zum Ende der ersten 6 Behandlungsmonate. Regelmäßige Kontrollen der Plasmakonzentration sind v.a. zu Therapiebeginn nötig.

Eine *Carbamazepin*-Medikation erfordert Kontrollen von Blutbild und Leberwerten vor Behandlungsbeginn, dann im ersten Monat wöchentlich, danach monatlich. Die Patienten müssen über die Frühsymptome einer Knochenmarksschädigung aufgeklärt werden.
Außerdem müssen vor Behandlungsbeginn Herzrhythmus- bzw. Überleitungsstörungen im EKG ausgeschlossen werden.
Die Carbamazepin-Plasmakonzentrationen sollten in regelmäßigen Abständen bestimmt werden; aufgrund der Enzyminduktion kann sie noch Wochen nach Behandlungsbeginn abfallen.

2.6 Medikamenteninteraktionen

Mögliche Interaktionen von *Lithium* mit anderen Medikamenten betreffen folgende Substanzen:
- Antikonvulsiva: Carbamazepin, Phenytoin
- Neuroleptika

- SSRI: insbesondere Fluoxetin
- Antihypertensiva: ACE-Hemmer, Methyldopa;
- Diuretika: insbesondere Thiaziddiuretika, weniger Schleifen-diuretika wie z. B. Furosemid
- Digoxin
- Acetazolamid
- Antibiotika: Tetrazykline, Aminoglykoside
- nichtsteroidale Antiphlogistika
- Muskelrelaxanzien
- Methylxanthine
- Thyreostatika

Arzneimittelinteraktionen von *Valproinsäure* sind mit folgenden Pharmaka bekannt:
- Antikonvulsiva: Carbamazepin, Phenobarbital, Primidon, Phe-nytoin, Ethosuximid
- SSRI: Fluoxetin, Fluvoxamin
- Phenothiazin-Neuroleptika: Perazin und andere Phenothiazin-Neuroleptika
- Antibiotika: Makrolid-Antibiotika wie z. B. Erythromycin
- Cimetidin
- Acetylsalicylsäure

Für *Carbamazepin* sind eine Vielzahl von möglichen Wechselwir-kungen mit anderen Pharmaka beschrieben, insbesondere auf-grund einer Enzyminduktion durch Carbamazepin mit konseku-tiver Wirkungsabschwächung:
- Benzodiazepine: z. B. Alprazolam, Clobazam
- Antikonvulsiva: Phenytoin, Phenobarbital, Primidon, Ethosuxi-mid, Valproinsäure
- SSRI: Fluvoxamin, Fluoxetin
- Viloxazin
- Neuroleptika: z. B. Haloperidol
- Methadon
- Antikoagulanzien: Phenprocoumon, Warfarin
- Calcium-Antagonisten: Verapamil, Diltiazem,
- Immunsuppressiva: Ciclosporin, Tacrolimus

- Ovulationshemmer
- Cimetidin
- Terfenadin
- Antibiotika: Doxycyclin, Makrolid-Antibiotika wie z. B. Erythromycin
- Kortikosteroide
- Muskelrelaxanzien
- Schilddrüsenhormone

Durch diese Interaktionen werden die Plasmakonzentrationen der Komedikation zumeist gesenkt, was deren Wirksamkeit beeinträchtigen kann; der Carbamazepinspiegel kann erhöht sein oder abfallen.

2.7 Lithiumintoxikation

Ab Lithium-Serumkonzentrationen von ca. 1,2 mmol/l kann es verstärkt zu Nebenwirkungen kommen, ab 2,0 mmol/l zu Intoxikationserscheinungen, ab 3,5 mmol/l besteht Lebensgefahr. Die Lithium-Intoxikationssymptome sollen wegen der geringen therapeutischen Breite von Lithium und ihres qualitativ bunten klinischen Bildes anders als bei den übrigen Psychopharmaka-Substanzgruppen kurz skizziert werden.

Symptome einer Lithiumintoxikation:
- Abgeschlagenheit, Schwindel, Tinnitus, psychomotorische Verlangsamung, Somnolenz, Bewußtseinsstörung bis zum Koma
- Übelkeit, Erbrechen, Diarrhoe, Bauchschmerzen
- Ataxie, Dysarthrie, grobschlägiger Händetremor, Muskelfaszikulationen, Hyperreflexie, Rigor, Krampfanfälle

Ursachen und Risikofaktoren für eine Lithiumintoxikation:
- Überdosierung (unkontrollierte Einnahme, Suizidversuch)
- Flüssigkeitsverluste (Schwitzen, Diarrhoe); natriumarme Diät;

- Medikamente: Diuretika (Thiaziddiuretika), ACE-Hemmer, nichtsteroidale Antiphlogistika
- Glomerulo- bzw. Pyelonephritis
- Narkosen, Operationen

Therapeutische Maßnahmen bei einer Lithiumintoxikation:
- Absetzen von Lithium; bei akuter Intoxikation ggf. Magenspülung
- Ausgleich des Wasser- und Elektrolythaushalts, ggf. osmotische Diurese, ggf. Natriumsubstitution; Regulierung der Nierenfunktion (Cave: Diuretika), Stabilisierung der Herz-Kreislauf-Funktionen (Cave: Herzrhythmusstörungen bei konkomittierender Hypokaliämie)
- Hämodialyse oder/und Peritonealdialyse bei Lithium-Serumkonzentrationen über 3 mmol/l

Die Hämodialyse muss mehrfach wiederholt werden, da Lithium aus den Speichern nachdiffundiert. Nach erfolgreicher Hämodialyse mit niedrigen Lithium-Spiegeln sind deshalb weitere regelmäßige Lithiumspiegel-Kontrollen erforderlich.

Anhang: Auflistung der ICD-10-Diagnosen

F25   schizoaffektive Störungen

F25.0 schizomanische Störung
F25.1 schizodepressive Störung
F25.2 gemischte schizoaffektive Störung
F25.8 andere
F25.9 nicht näher bezeichnete

F30   manische Episode

F30.0 Hypomanie
F30.1 Manie ohne psychotische Symptome

F30.2 Manie mit psychotischen Symptomen
F30.8 andere
F30.9 nicht näher bezeichnete

F31   bipolare affektive Störung

F31.0 gegenwärtig hypomanische Episode
F31.1 gegenwärtig manische Episode, ohne psychotische Symptome
F31.2 gegenwärtig manische Episode, mit psychotischen Symptomen
F31.3 gegenwärtig mittelgradige oder leichte depressive Episode
   .30 ohne somatische Symptome
   .31 mit somatischen Symptomen
F31.4 gegenwärtig schwere depressive Episode ohne psychotische Symptome
F31.5 gegenwärtig schwere depressive Episode mit psychotischen Symptomen
F31.6 gegenwärtig gemischte Episode
F31.7 gegenwärtig remittiert
F31.8 andere
F31.9 nicht näher bezeichnete

F33   rezidivierende depressive Störungen

F33.0 gegenwärtig leichte Episode
   .00 ohne somatische Symptome
   .01 mit somatischen Symptomen
F33.1 gegenwärtig mittelgradige Episode
   .10 ohne somatische Symptome
   .11 mit somatischen Symptomen
F33.2 gegenwärtig schwere Episode ohne psychotische Symptome
F33.3 gegenwärtig schwere Episode mit psychotischen Symptomen
F33.4 gegenwärtig remittiert
F33.8 andere
F33.9 nicht näher bezeichnete

F34   anhaltende affektive Störungen

F34.0 Zyklothymia
F34.1 Dysthymia
F34.8 andere
F34.9 nicht näher bezeichnete

F38   andere affektive Störungen

F38.0 andere einzelne affektive Störungen
   .00 gemischte affektive Episode
F38.1 andere rezidivierende affektive Störungen
   .10 rezidivierende kurze depressive Störung
F38.8 andere näher bezeichnete

F39   nicht näher bezeichnete affektive Störungen

3 Neuroleptika (Antipsychotika)

Unter dem Begriff *Neuroleptika (Antipsychotika)* werden Psychopharmaka zusammengefasst, die sich durch ein charakteristisches Wirkspektrum auf die Symptome psychotischer Erkrankungen auszeichnen. Ihr klinisch-therapeutischer Effekt beruht auf einer dämpfenden Wirkung auf psychomotorische Erregtheit, Aggressivität, affektive Spannung, psychotische Sinnestäuschungen, psychotisches Wahndenken, katatone Verhaltensstörungen und schizophrene Ich-Störungen.

Neuroleptika sind eine heterogene Gruppe von Pharmaka mit antipsychotischer Wirksamkeit; synonym wird deshalb zunehmend die Bezeichnung Antipsychotika verwendet. Heutzutage erfolgt die Einteilung zumeist in „klassische", konventionelle Neuroleptika (Typ Haloperidol) und sogenannte atypische Neuroleptika. Letztere sind definiert durch das (weitestgehende) Fehlen von extrapyramidal-motorischer Nebenwirkungen, überlegene Wirkung auf Minussymptome sowie Wirksamkeit bei sogenannter Therapieresistenz (Non-Response auf konventionelle Neuroleptika).

3.1 Indikationen

Die Indikationen für Neuroleptika sind im folgenden als ICD-10-Diagnosen mit Diagnosenverschlüsselung tabellarisch im Anhang aufgelistet.

3.1.1 Schizophrenie, schizotype und wahnhafte Störungen

Das eigentliche Indikationsgebiet für eine neuroleptische Behandlung stellen diese Gruppe von Erkrankungen dar, bei der Neuroleptika sowohl akut als auch zur Langzeittherapie und zur Rezidivprophylaxe indiziert sind.

3.1.2 Organische einschließlich symptomatische psychische Störungen

wie z. B. Demenz bei Alzheimer'scher Erkrankung oder vaskuläre Demenz.

Bei dieser Gruppe von Erkrankungen können Neuroleptika zum einen zur Behandlung von psychotischen, zum anderen zur Behandlung von Angst- und Unruhezuständen eingesetzt werden.

3.1.3 Psychische und Verhaltensstörungen durch psychotrope Substanzen

wie z. B. Störungen durch Alkohol, Opioide, Cannabinoide, Sedativa oder Hypnotika, Kokain, andere Stimulanzien einschließlich Koffein, Halluzinogene oder flüchtige Lösungsmittel im Rahmen von akuten Intoxikationen, Entzugssyndromen oder psychotischen Störungen.

3.1.4 Affektive Störungen

Bei diesen Störungen können Neuroleptika bei manischen Syndromen mit und ohne psychotische Symptome – in der Regel in Kombination mit Lithium, Valproinsäure oder Carbamazepin – angezeigt sein, ebenso bei depressiven Episoden in Kombination mit einem Antidepressivum, wenn wahnhafte psychotische Symptome vorliegen.

Ob und inwieweit eine Monotherapie mit bestimmten Neuroleptika bei depressiven Episoden wirksam ist, kann derzeit nicht sicher beurteilt werden.

3.1.5 Neurotische-, Belastungs-, und somatoforme Störungen

In dieser Indikation werden Neuroleptika gelegentlich unkritisch und ohne ausreichende Nutzen-Risiko-Abschätzung für den Einzellfall eingesetzt, meist in Niedrigdosierung. Insbesondere das Risiko der Spätdyskinesien wird oft unterschätzt, eine anderweitige Psychopharmakotherapie oder die notwendige psychotherapeutische Behandlung häufig vernachlässigt.

Niedrig dosierte Neuroleptika sind in dieser Indikation nicht Mittel der 1. Wahl. In besonders begründeten Fällen können Neuroleptika aber unter sorgfältiger Abwägung psychopharmakologischer Alternativen und dokumentierter Aufklärung des Patienten über deren Nutzen-Risiko-Verhältnisse bei generalisierten Angststörungen, Zwangsstörungen, phobischen Störungen, schweren Belastungs- und Anpassungsstörungen, bei somatoformen Störungen und anderen neurotischen Störungen kurzfristig angewandt werden, wenn andere Behandlungsstrategien sich als nicht ausreichend wirksam erwiesen haben oder Kontraindikationen gegen diese bestehen; eine Langzeitbehandlung (über 6 Monate oder länger) bedarf einer besonderen Begründung. Ein wesentlicher Grund für diese Vorsicht liegt darin begründet, dass auch bei niedriger Dosierung alle den Neuroleptika als Substanzgruppe eigenen extrapyramidalmotorischen Nebenwirkungen wie Spätdyskinesien auftreten können. Möglicherweise ist bei atypischen Neuroleptika mit besserer extrapyramidalmotorischer Verträglichkeit die Nutzen-Risiko-Relation auch bei dieser Indikationsgruppe günstiger einzuschätzen.

3.1.6 Verhaltensauffälligkeiten mit körperlichen Störungen und Faktoren

In der Regel stellen diese Störungen keine Indikation für Neuroleptika dar. Im Einzelfall können aber Neuroleptika – vorübergehend als therapeutische Alternative angewandt – zur Linderung der Beschwerden der betroffenen Patienten führen. Eine sehr sorgfältige Nutzen-Risiko-Abwägung ist erforderlich.

3.1.7 Persönlichkeits- und Verhaltensstörungen

Von Ausnahmen wie der Persönlichkeitsstörung vom Borderline-Typ sowie kurzfristiger Kriseninterventionen abgesehen, sind Neuroleptika bei diesen Indikationen nicht indiziert, da die Wirksamkeit in kontrollierten Studien bisher nicht hinreichend belegt erscheint und das Nutzen-Risiko-Verhältnis nicht ausreichend abschätzbar ist.

3.1.8 Intelligenzminderung und Ticstörungen

Nur bei schweren, sonst nicht beeinflussbaren, den Patienten und die Umwelt erheblich belastenden psychopathologischen Auffälligkeiten kann ein Therapieversuch mit Neuroleptika gerechtfertigt sein. Bei einer Langzeitanwendung bedarf es einer regelmäßigen und sorgfältigen Überprüfung der Indikation und der Nutzen-Risiko-Abwägung.

Beim Gilles-de-la-Tourette-Syndrom können Neuroleptika wie z. B. Pimozid sowohl vokale als auch motorische Tics wesentlich abmildern und eine bessere psychosoziale Einbindung der Patienten herbeiführen.

3.2 Auswahl der Präparate

Neuroleptika lassen sich nach der chemischen Struktur in folgende Gruppen einteilen:
- Phenothiazine: Fluphenazin, Levomepromazin, Perazin, Perphenazin, Thioridazin, Triflupromazin
- Thioxanthene: Clopenthixol, Chlorprothixen, Flupentixol, Zuclopenthixol
- Andere trizyklische Neuroleptika: Clozapin (Dibenzodiazepin), Olanzapin (Thienoenzodiazepin), Quetiapin (Dibenzothiazepin), Zotepin (Dibenzothiepin)
- Butyrophenone: Benperidol, Bromperidol, Haloperidol, Melperon, Pipamperon
- Diphenylbutylpiperidine: Fluspirilen, Pimozid
- Benzisoxazole: Risperidon
- Benzamide: Amisulprid, Sulpirid
- Piperazin-Derivat: Ziprasidon.

Allen bisher bekannten Antipsychotika ist die Blockade D_2-artiger Dopamin-Rezeptoren gemeinsam. Daneben werden in wechselndem Ausmaß 5-HT_2-, H_1- und $\alpha 1$-Rezeptoren sowie M-Cholinozeptoren antagonisiert.

Klinisch wird die Einteilung der Neuroleptika meist aufgrund von Wirkungstypen und nach der „neuroleptischen Potenz" (als hypothetisches Korrelat der „Stärke" der Antagonisierung von Dopamin-Rezeptoren) vorgenommen. So lassen sich Neuroleptika beispielsweise nach der Intensität ihrer „antipsychotischen Wirkung" und nach der Ausprägung ihrer initial dämpfenden Wirkung charakterisieren („hochpotent" versus „niederpotent").

„Atypische" Neuroleptika wie Clozapin unterscheiden sich von klassischen Neuroleptika dadurch, dass sie keine klinisch relevanten extrapyramidalmotorischen Nebenwirkungen aufweisen. Neben dieser kategorialen Einteilung werden ergänzend dimensionale Unterschiede zur Definition der „Atypizität" eines Neuroleptikums herangezogen. In dieser Hinsicht wird mit dem Begriff eines „atypischen" Neuroleptikums eine bessere Wirksamkeit bei Therapieresistenz und bei schizophrener Negativ-Symptomatik verbunden. Neuere, in den letzten Jahren zugelassene Neuroleptika wie Amisulprid, Olanzapin, Risperidon, Quetiapin, Sertindol, Ziprasidon und Zotepin weisen in unterschiedlichem Ausmaß ein „atypisches" Wirkprofil auf. Für diese „atypischen Antipsychotika im weiteren Sinn" konnten in klinischen Prüfstudien mit ausreichender Methodik im Vergleich zu typischen Neuroleptika Vorteile bzgl. der Besserung der Negativ-Symptomatik und depressiver Symptome, geringerer extrapyramidalmotorischer Nebenwirkungen (einschl. Spätdyskinesien) und größerer Compliance bzw. Behandlungszufriedenheit nachgewiesen werden. Aufgrund dieser im Vergleich zu konventionellen Neuroleptika günstigeren Nutzen-Nebenwirkungs-Relation ist empfohlen worden, nach Möglichkeit primär Antipsychotika mit „atypischem" Wirkprofil zur Pharmakotherapie psychotischer Erkrankungen einzusetzen.

„Hochpotente" Neuroleptika werden vorrangig bei psychotischen Zustandsbildern verabreicht, während „schwachpotente" Neuroleptika mit vorwiegend initial dämpfender Wirkung häufig bei psychomotorischen Erregungszuständen eingesetzt werden. Bei der Auswahl eines Antipsychotikums können neben der Zielsymptomatik (Positiv-, Negativ-, depressive oder kognitive Symptome) auch Wirkungen und Nebenwirkungen unter einer vorherigen Neuroleptika-Behandlung sowie die Patientenpräferenz maßgeblich sein. Clozapin ist wegen seines Nebenwirkungsprofils und der bei der Behandlung notwendigen Kautelen in erster Linie bei Therapieresistenz oder intolerablen extrapyramidalmotorischen Nebenwirkungen unter anderen Neuroleptika indiziert.

3.3 Vorgehensweise und Dosierung bei Akutbehandlung

Bei der Behandlung psychotischer Zustandsbilder unterscheiden sich bei äquivalenter Dosierung die typischen (klassischen) Neuroleptika bezüglich des Profils der antipsychotischen Wirkung nicht voneinander; diese Aussage gilt auch für die Beeinflussbarkeit der sogenannten „Positiv-" und „Negativ-Symptomatik" bei schizophrenen Störungen. Die typischen Neuroleptika differieren jedoch deutlich in ihren Nebenwirkungen, so dass die Entscheidung, welches typische Neuroleptikum zum Einsatz kommen soll, anhand des jeweiligen Nebenwirkungsprofils einer Substanz gefällt werden sollte. In diesem Sinn eignen sich niederpotente Neuroleptika mit einer sedierenden Wirkungskomponente eher für die Behandlung von psychomotorischen Erregungszuständen als von rein paranoid-halluzinatorischen Zustandsbildern, die vorrangig mit mittel- und hochpotenten Neuroleptika behandelt werden sollten. Neuroleptika mit atypischem Wirkprofil haben auf Negativ- oder depressive Symptome im Rahmen einer schizophrenen Symptomatik einen günstigeren Effekt als typische Neuroleptika.

3.3.1 Dosierung

Generell sollte die niedrigste noch wirksame Neuroleptika-Dosis verabreicht werden. Dosierungsrichtlinien sind jedoch aufgrund der Heterogenität der Erkrankung und individuell unterschiedlicher pharmakokinetischer Kenngrößen schwer zu definieren.

Bei der Behandlung *akut-psychotischer* Zustandsbilder (einschl. der Manie) genügt in der Regel eine tägliche Dosis von 5–15 mg Haloperidol bzw. eine äquivalente Dosis eines anderen Neuroleptikums. Die Aufdosierung sollte, wenn möglich, langsam erfolgen, z.B. beginnend mit 5 mg Haloperidol pro Tag. Höhere Dosen als 15 mg Haloperidol (bzw. Äquivalente) bewirken in der Regel keine Steigerung des antipsychotischen Effekts, sind jedoch mit dem Risiko eines verstärkten Auftretens von Nebenwirkungen verbunden. Kommt es nach 4–6 Wochen nicht zu einem befriedigenden Therapieerfolg, sollte auf ein Neuroleptikum mit anderer strukturchemischer oder pharmakodynamischer Charakteristik umgestellt werden; dieses klinisch übliche Verfahren wird allerdings kaum durch Daten aus kontrollierten Studien gestützt.

Nach internationalen Behandlungsstandards sollte bei der *akuten Manie* anstelle einer Monotherapie mit einem Neuroleptikum eine Behandlung mit Lithium (Plasmakonzentration bis 1,0–1,2 mmol/l) oder Valproinsäure (Plasmakonzentrationsbereich

50–125 µg/ml) oder Carbamazepin (Plasmakonzentration: 6–12 µg/ml) eingeleitet werden, eventuell unter Zusatz eines langwirksamen Benzodiazepins (z. B. Diazepam). Bei schwergradiger psychomotorischer Erregung oder psychotischen Merkmalen sollte in den ersten Behandlungswochen ein Neuroleptikum zu Lithium oder Valproinsäure oder Carbamazepin hinzugegeben werden.

Soll ein *akut-psychotischer* oder *psychomotorischer Erregungszustand* bzw. akute Suizidalität mit einem dämpfenden Neuroleptikum (z. B. Levomepromazin) behandelt werden, so muss mit einem vermehrten Auftreten von vegetativen und orthostatischen Regulationsstörungen gerechnet werden. Außerdem ist zu beachten, dass bei psychotisch bedingten Erregungszuständen dämpfende Neuroleptika zwar rasch zu einer Sedierung führen, jedoch nur in geringem Maße das eigentliche produktiv-psychotische Geschehen beeinflussen. Eine Kombination mit einem hochpotenten Neuroleptikum kann in diesem Falle erwogen werden, wenn die vorzuziehende Alternativtherapie mit einem hochpotenten Neuroleptikum in Kombination mit einem Benzodiazepin nicht gewünscht wird.

Ein schizophrener Stupor mit Mutismus kann zunächst mit einem Benzodiazepinderivat (z. B. Lorazepam 2–4 mg oral in Expidet-Form oder i. v.) behandelt werden. Bei Therapieversagen sollten „hochpotente" Neuroleptika zum Einsatz kommen; haben auch diese nur einen unzureichenden Effekt, ist eine Elektrokrampfbehandlung indiziert.

Bei einem schizodepressiven Syndrom ist eine Kombinationsbehandlung aus einem Neuroleptikum und einem Antidepressivum notwendig.

Nach Erreichen einer Voll- oder zufriedenstellenden Partialremission sollte die Neuroleptika-Therapie bei schizophrenen Psychosen noch mindestens über 1 Jahr als Erhaltungstherapie weitergeführt werden.

3.4 Unerwünschte Wirkungen

Die unter einer Neuroleptika-Therapie möglichen Nebenwirkungen sind in Tabelle 4 insgesamt, in Tabelle 5 gegliedert nach Häufigkeit und damit klinisch-praktischer Bedeutung zusammengefasst.

Tabelle 4. Nebenwirkungen der Neuroleptika

1. **Störungen des Erlebens und Verhaltens**
   dysphorische Reaktionen, Hirnleistungsschwäche, pharmakogene Depressionen, Supersensitivitäts-Psychose

2. **Neurologische Nebenwirkungen**
   akute Dyskinesien und Dystonien, neuroleptisches Parkinsonoid, Akathisie, Spätdyskinesien, malignes Neuroleptika-Syndrom, Störungen der Thermoregulation, zerebrale Krampfanfälle

3. **Störungen des autonomen Nervensystems und kardiovaskuläre Störungen**
   arterielle Hypotonie und Orthostasesyndrom, EKG-Veränderungen, Herzrhythmusstörungen, Mundtrockenheit, Obstipation, Harnretention, Akkommodationsstörungen, Delirien

4. **Leberfunktionsstörungen**
   (passagere) Erhöhungen der Transaminasen, cholestatischer Ikterus, toxische Hepatose

5. **Blutbildveränderungen**
   passagere Leukozytose, Eosinophilie, Lymphozytose, Leukopenie, Agranulozytose

6. **Stoffwechsel-Störungen**
   Störung des Glukosestoffwechsels, Appetitsteigerung, Gewichtszunahme

7. **Endokrine und sexuelle Störungen**
   Galaktorrhoe, Gynäkomastie, Menstruationsstörung, sexuelle Funktionsstörungen

8. **Hautstörungen**
   Hautallergien, Photosensibilisierung

9. **Augenstörungen**
   Linsentrübungen, Hornhauttrübungen, Pigmentablagerungen in der Retina

10. **Entzugserscheinungen**

11. **Mutagene bzw. teratogene Wirkungen**

12. **Plötzliche Todesfälle**

Tabelle 5. Relativ häufige und relativ seltene Nebenwirkungen von Neuroleptika

Relativ häufige Nebenwirkungen	Relativ seltene Nebenwirkungen
Müdigkeit	malignes neuroleptisches Syndrom
reduzierte Konzentrationsfähigkeit	epileptische Anfälle
extrapyramidal-motorische NW (EPMS)	Agranulozytose
benigne Blutbildveränderungen	
transiente Leberfunktionsstörungen	
endokrine Nebenwirkungen	

3.4.1 Extrapyramidalmotorische Nebenwirkungen

Als mit Abstand wichtigste unerwünschte Wirkungen sind *extra-pyramidalmotorische Symptome* anzusehen; zu unterscheiden sind *Frühdyskinesien, Parkinsonoid, Akathisie und Spätdyskinesien.*

Die vornehmlich bei der Behandlung mit hochpotenten Neuroleptika auftretenden Frühdyskinesien sind mit Biperiden gut beherrschbar (z. B. 5 mg i. v.), wobei dieses in der Regel jedoch nicht prophylaktisch, sondern im Bedarfsfall eingesetzt werden sollte.

Ein neuroleptisch bedingtes Parkinson-Syndrom kann ebenfalls durch die Gabe von Biperiden (Dosierung: 2–12 mg/die) behandelt werden; andere Möglichkeiten sind Dosisreduktion oder Wechsel des Neuroleptikums.

Bei Akathisie sollte ebenfalls der Versuch einer Dosisreduktion bzw. eines Wechsels des Präparates vorgenommen werden. Weitere Behandlungsmöglichkeiten der Akathisie sind die zusätzliche Gabe von β-Blockern (z. B. Propranolol), Benzodiazepinen oder Clonidin, Einzelberichten zufolge auch von Biperiden oder Amantadin.

Beim Auftreten eines malignen neuroleptischen Syndroms muss das Neuroleptikum sofort abgesetzt und gegebenenfalls mit einer Behandlung mit Dantrolen und/oder Bromocriptin (ggf. in Kombination mit Benzodiazepinen wie Lorazepam) begonnen werden.

Spätdyskinesien sind von besonderer Bedeutung für die *Langzeitbehandlung* mit Neuroleptika. Die Häufigkeit derartiger Begleitwirkungen unter langfristiger Medikation liegt zwischen ca. 10 und 30% (Ein-Jahres-Inzidenz: 4%), bei älteren, weiblichen und besonders disponierten Patienten (organische Hirnschädigung, Diabetes mellitus) höher. Die meisten Spätdyskinesien zeigen eine leichte bis mittlere Ausprägung, eine Progredienz ist selten. Auch unter fortgesetzter neuroleptischer Behandlung kann es bei einem Teil der Patienten zu einer Besserung bzw. zu einer Rückbildung der Spätdyskinesien kommen.

Unter den bisher verfügbaren Antipsychotika ist offenbar nur Clozapin nicht mit einem Spätdyskinesie-Risiko behaftet. Von den neueren Antipsychotika weist Olanzapin eine niedrigere Spätdyskinesie-Rate auf als Haloperidol. Für andere „atypische Neuroleptika im weiteren Sinn" wird dies vermutet; es fehlen aber bisher aussagekräftige Langzeitbehandlungsdaten.

Therapeutisch ist das abrupte Absetzen der Neuroleptika nicht zu empfehlen. Behandlungsstrategien bei Spätdyskinesien sind Dosisreduktion bzw. (langsames) Absetzen des Neuroleptikums (falls dieses wegen der Grunderkrankung ausgeschlossen ist, kann in schweren Fällen von Spätdyskinesie auch eine vorübergehende Erhöhung der Neuroleptikadosis erwogen werden), Umsetzen auf ein Neuroleptikum mit „atypischem" Wirkprofil (insbesondere auf Clozapin), Absetzen der Antiparkinson-Begleitmedikation, Behandlungsversuche mit Tiaprid, Lithium, Benzodiazepinen, Valproat oder Baclofen.

In jedem Einzelfall sollte die Beeinträchtigung durch Spätdyskinesien gegen das Rezidivrisiko nach Absetzen der Neuroleptika abgewogen werden.

Eine Langzeitbehandlung mit anticholinerg wirksamen Antiparkisonmitteln ist bei neuroleptika-induzierten extrapyramidalmotorischen Nebenwirkungen in der Regel nicht sinnvoll und bei Spätdyskinesien kontraindiziert.

Durch vermehrten Einsatz von neueren bzw. atypischen Neuroleptika kann die Häufigkeit extrapyramidalmotorischer Nebenwirkungen (wahrscheinlich einschl. des Spätdyskinesie-Risikos) erheblich reduziert werden.

3.4.2 Weitere unerwünschte Wirkungen

Vegetative Nebenwirkungen können insbesondere unter trizyklischen Neuroleptika mit anticholinergen Effekten auftreten (z. B. Obstipation, Miktionsstörungen etc.). Darüber hinaus können diese Substanzen eine Hypotonie bzw. eine orthostatische Dysregulation verursachen. Nicht selten werden auch eine Sedierung oder eine Gewichtszunahme beobachtet.

Unerwünschte Blutbild- oder Leber-Gallengangs-Nebenwirkungen können v.a. unter trizyklischen Neuroleptika vorkommen; nach i. v.-Injektion von trizyklischen Neuroleptika sind auch Thrombophlebitiden beschrieben. Arzneimittelexantheme und Photosensibilisierung können selten unter Phenothiazin-Gabe auftreten. Kardiale Nebenwirkungen (zumeist EKG-Veränderungen) betreffen ebenfalls v.a. „niedrigpotente" trizyklische Neuroleptika, jedoch auch Haloperidol, Pimozid oder Fluspirilen; selten können auch maligne Arrhythmien auftreten (Thioridazin). Insbesondere durch Sertindol wurde die Problematik der QT-Verlängerung erneut ins Blickfeld gerückt; allerdings sind auch ältere Neuroleptika, insbesondere Thioridazin, diesbezüglich belastet.

Delirien und generalisierte tonisch-klonische Anfälle werden insbesondere unter Clozapin sowie schwachpotenten trizyklischen Neuroleptika beobachtet.

Unerwünschte endokrine Begleitwirkungen und sexuelle Funktionsstörungen sind unter Neuroleptika-Therapie nicht selten. Die Prolaktinsekretion ist dosisabhängig unter allen Neuroleptika erhöht, was bei weiblichen Patienten zu Amenorrhoe bzw. Galaktorrhoe, bei männlichen Patienten zu Gynäkomastie und Galaktorrhoe führen kann; in diesem Zusammenhang können außerdem Libidominderung und eine gestörte Erektionsfähigkeit auftreten. Keine signifikanten oder nur geringfügige bzw. vorübergehende Erhöhungen der Prolaktinkonzentration werden für Clozapin und einige wenige neuere Antipsychotika (Olanzapin, Quetiapin) berichtet.

Häufig tritt als Nebenwirkung auch eine Gewichtszunahme auf, insbesondere bei Neuroleptika mit kombiniertem 5-HT_2- und H_1-Antagonismus wie Olanzapin, wobei dann auch die Glukosetoleranz pathologisch verändert sein kann. Nicht selten schränkt die Gewichtszunahme unter Neuroleptika die Compliance der Patienten wesentlich ein.

In Folge des gehäuften Auftretens von Agranulozytose-Fällen unterliegt Clozapin besonderen Verordnungsauflagen im Rahmen der kontrollierten Anwendung (vgl. Abschnitt „Kontrolluntersuchungen"); die Substanz darf nur Patienten verordnet werden, die auf andere Neuroleptika nicht respondieren oder diese nicht vertragen. Clozapin zeichnet sich außerdem durch einen zusätzlichen sedierenden Effekt aus, der in Ausnahmefällen zur Behandlung psychotisch bedingter Erregungszustände, manischer Syndrome sowie von Symptomen wie Angst, Aggressivität und Schlaflosigkeit genutzt werden kann. Bewährt hat sich Clozapin auch in der Behandlung von Dopa-Psychosen, allerdings liegt auch hierfür bislang keine offizielle Zulassung vor. Eine häufige, unangenehme Nebenwirkung von Clozapin ist ein zum Teil ausgeprägter Speichelfluss.

Präparatewechsel, Um- und Absetzer

Ein Wechsel von einem Neuroleptikum auf ein anderes sowie ein Umsetzen auf andere Darreichungsformen (z. B. oral flüssig, Depot) ist zu erwägen bei
- Therapieresistenz,
- gravierenden, insbesondere extrapyramidalmotorischen Nebenwirkungen
- Interaktionen sowie
- Compliance-Problemen.

In der Akutphase sollte die Umstellung durch sukzessives Auf- bzw. Abdosieren über 1-2 Wochen erfolgen. Bevorzugt wird heute von typischen auf atypische Neuroleptika umgestellt; das Umsetzen erfolgt hier zumeist durch Ausschleichen der Vormedikation nach Gabe einer ausreichenden (zumeist vollen) Dosis des Atypikums. Im Rahmen der Langzeitmedikation sollte das Umsetzen sehr langsam (über Wochen bis Monate) vorgenommen werden. Das Absetzen von Neuroleptika sollte grundsätzlich langsam ausschleichend erfolgen.

3.5 Kontrolluntersuchungen

Unter einer Neuroleptikabehandlung ist es zweckmäßig, die in Tabelle 6 aufgeführten Parameter zu kontrollieren, wobei die vorgeschlagenen Routineuntersuchungen bezüglich Umfang und Frequenz nur hinsichtlich der Blutbildkontrollen bei Clozapin als rechtlich verbindlich anzusehen sind. Bei pathologischen Ausgangs- oder Verlaufsbefunden oder bei Verordnung potentiell nebenwirkungsträchtiger Medikamentenkombinationen können häufigere Kontrolluntersuchungen notwendig werden; bei Normalisierung können die Untersuchungsintervalle dann wieder verlängert werden. Grundsätzlich muss sich die Notwendigkeit von Kontrolluntersuchungen an den individuellen Erfordernissen des Einzelfalles orientieren.

Vor Beginn einer neuroleptischen Behandlung sollte eine körperlich-internistische und neurologische Untersuchung durchgeführt werden. Bei Frauen im gebärfähigen Alter sollte durch einen β-HCG-Test eine Schwangerschaft ausgeschlossen werden.

Das Agranulozytoserisiko ist unter dem atypischen Neuroleptikum Clozapin höher als unter anderen trizyklischen Neuroleptika. Für Clozapin sind im Rahmen der kontrollierten Anwendung zwar nur Kontrollen der Leukozytenzahl vorgeschrieben; dennoch sollte immer ein Differenzialblutbild angefertigt werden, da eine Agranulozytose bei Vorliegen einer Lymphozytose auch bei normaler Leukozytenzahl auftreten kann. Der Patient muss darauf hingewiesen werden, dass er beim Auftreten von Frühsymptomen der Agranulozytose (Fieber, Halsschmerzen, Infektionen der Mundschleimhaut, grippale Symptome) keinen Selbstbehandlungsversuch durchführt, sondern den behandelnden Arzt aufsuchen soll.

In seltenen Einzelfällen ist unter trizyklischen Neuroleptika (z. B. Thioridazin) das Syndrom einer gesteigerten ADH-Sekretion mit Hyponatriämie beschrieben; im Verdachtsfall sollten daher Elektrolytkontrollen durchgeführt werden.

Bei längerfristiger Behandlung mit anticholinergen (trizyklischen) Psychopharmaka kann es wegen verminderter Speichelbildung gehäuft zu Zahnkaries und Mundschleimhautveränderun-

Tabelle 6. Empfehlungen für Routineuntersuchungen unter Neuroleptika (X = Anzahl der Kontrollen).

	Monate							
	vorher / vierteljährlich	1 / halbjährlich	2	3	4	5	6	monatlich
Blutbild (trizyklische Neuroleptika, außer Thioridazin*)	X	XX	XX	XX	X	X	X	X
Blutbild (Clozapin)	X	XXXX	XXXX	XXXX	XXXX	XX		X**
Blutbild (andere Neuroleptika)	X	X					X	
RR/Puls	X	X	X	X			X	
Harnstoff/Kreatinin	X						X	
GOT, GPT, γ-GT (trizyklische Neuroleptika)	X	X	X	X			X	
GOT, GPT, γ-GT (andere Neuroleptika)	X	X					X	X
EKG (trizyklische Neuroleptika; Thioridazin, Sertindol)	X	X[b]					X[a]	X[a]
EKG (andere Neuroleptika)***	X	X						
EEG	X	X					X[c]	X[c]

* Für Thioridazin empfehlen die Hersteller in den ersten Behandlungsmonaten wöchentliche Blutbildkontrollen.

** In den USA werden unter Clozapin auch über die 18. Woche hinaus wöchentliche Kontrollen des Blutbildes durchgeführt.

*** Unter Haloperidol, Pimozid oder Fluspirilen halbjährliche EKG-Kontrollen.

a Kontrolle unter trizyklischen Neuroleptika bei allen Patienten über 60 Jahren.

b Unter Clozapin sind in seltenen Ausnahmefällen – z. T. im Zusammenhang mit clozapin-induzierten Temperatursteigerungen – toxisch-allergische Myokarditiden beschrieben; daher empfehlen sich unter Clozapin EKG-Kontrollen bei Auftreten von Fieber bzw. nach 14 Tagen Behandlungsdauer.

c Unter Clozapin halbjährliche EEG-Kontrollen.

gen kommen; daher sind ggf. regelmäßige zahnärztliche Kontrolluntersuchungen in Erwägung zu ziehen.

Neben dem Hinweis auf mögliche Blutbildveränderungen soll
der Patient darauf aufmerksam gemacht werden, dass bei Beginn
einer Neuroleptikabehandlung und bei höherer Dosierung die
Verkehrstauglichkeit beeinträchtigt werden kann. Zur Beurteilung
der Fahrtauglichkeit ist insbesondere auf die psychomotorische
Leistungsfähigkeit und mögliche zentralnervöse Nebenwirkungen
zu achten.

Generell sind die Patienten vor der zusätzlichen Einnahme von
Alkohol und sedierenden Medikamenten zu warnen.

3.6 Kontraindikationen

Die Verordnung von Neuroleptika ist bei akuten Intoxikationen
mit zentral dämpfenden Pharmaka und Alkohol sowie ggf. bei
bestehenden Störungen des hämatopoetischen Systems kontraindiziert. Relative Kontraindikationen sind in Tabelle 7 wieder-
gegeben.

Tabelle 7. Relative Kontraindikationen von Neuroleptika

- **anticholinerge** Wirkkomponente bei:
  Glaukomgefahr
  Prostatahypertrophie
  Stenosen im Gastrointestinal-Bereich

- **sympatholytische** Wirkkomponente bei:
  Hypotension
  Herzrhythmusstörungen

- **antidopaminerge** Wirkkomponente:
  Morbus Parkinson (Ausnahme: Clozapin)
  prolaktinabhängige Mammatumoren

- **Epilepsie**
  Senkung der Krampfschwelle

- **allergische Reaktionen**

3.7 Hinweise für Schwangerschaft und Stillzeit

Generell gilt auch für die Behandlung mit Neuroleptika in der Schwangerschaft, dass auf deren Anwendung nach Möglichkeit insbesondere im ersten Trimenon verzichtet werden sollte, wenngleich in größeren, teilweise prospektiven Studien eine Zunahme der Zahl von Fehlbildungen nach Neuroleptika-Exposition im ersten Trimenon der Schwangerschaft nicht eindeutig nachgewiesen werden. Bei Kindern schizophrener Mütter liegt die Missbildungsrate bei ca. 2%; diese wird nach Ergebnissen retrospektiver Studien durch eine Phenothiazin-Gabe während des ersten Trimenons der Schwangerschaft um ca. 0,4% erhöht, wobei offenbar insbesondere Phenothiazine mit aliphatischer Seitenkette das Fehlbildungsrisiko steigern. Muss nach sorgfältiger Abwägung des Nutzen-Risiko-Verhältnisses eine Behandlung mit Neuroleptika durchgeführt werden, sollte Haloperidol gewählt werden. In Einzelfällen wurden allerdings bei pränatal Haloperidol-exponierten Neugeborenen Extremitätendeformitäten beobachtet. Über die Anwendung von Clozapin in der Schwangerschaft liegen nur Einzelfallberichte vor; bisher sind Clozapin-induzierte Fehlbildungen nicht bekannt geworden.

Neuroleptika sollten nach Möglichkeit 10–14 Tage vor dem erwarteten Geburtstermin abgesetzt werden; zumindest jedoch sollte ein Versuch der Dosisreduktion gemacht werden, um das Risiko extrapyramidalmotorischer Nebenwirkungen beim Neugeborenen zu verringern.

Bei Neugeborenen, deren Mütter perinatal Neuroleptika erhalten, muss mit extrapyramidalmotorischen Nebenwirkungen gerechnet werden. Auch anticholinerge Wirkungen von Neuroleptika sind bei Neugeborenen möglicherweise stärker ausgeprägt, weshalb nach Möglichkeit auf wenig anticholinerge Substanzen zurückgegriffen werden sollte.

Obwohl Neuroleptika im Allgemeinen nur in geringem Umfang in die Muttermilch übergehen und wesentliche – insbesondere extrapyramidalmotorische – Nebenwirkungen bei Kindern stillender Mütter nicht bekannt geworden sind, können im Einzelfall doch Nebenwirkungen der neuroleptischen Behandlung der Mutter beim Säugling nicht ausgeschlossen werden. In der Regel sollte deshalb abgestillt werden, die Entscheidung sollte aber dem Einzelfall vorbehalten bleiben.

3.8 Medikamenteninteraktionen

Bei Interaktionen von Neuroleptika mit anderen Medikamenten und Psychopharmaka kann zwischen pharmakodynamischen und pharmakokinetischen Wechselwirkungen unterschieden werden, die sowohl zu einer Verstärkung als auch einer Verminderung von Wirkungen und Nebenwirkungen führen können. In Tabelle 8 sind für die Praxis relevante Interaktionen mit Neuroleptika aufgeführt:

Tabelle 8. Interaktionen mit Neuroleptika (modifiziert nach Benkert u. Hippius 1998)

Komedikation	Art der Interaktion
Anticholinergika: Biperiden, Benztropin, Trihexyphenidyl, Metixen, Bornaprin	Verstärkte anticholinerge Nebenwirkungen (Mundtrockenheit, Akkommodationsstörungen, Obstipation, Miktionsstörungen etc. bis hin zum Delir). Evtl. verminderte orale Resorption von NL (hier: *Chlorpromazin*) durch Hemmung der Darmmotilität, dadurch fragliche Abschwächung der antipsychotischen Wirkung
Antihistaminika: Terfenadin, Astemizol	Verstärkte QT-Verlängerung im EKG, in Einzelfällen Gefahr von Rhythmusstörungen (Torsades de pointes); Vorsicht v. a. bei trizyklischen NL (*Thioridazin!*), aber auch bei *Fluspirilen, Haloperidiol* und *Pimozid*
Diphenhydramin, Doxylamin (Promethazin)	Verstärkte Sedierung und/oder anticholinerge Nebenwirkungen bis hin zu z. B. Delir bei Kombination mit antihistaminisch und/oder anticholinerg wirksamen NL. Vorsicht bei *Clozapin, Levomepromazin, Thioridazin, Chlorprothixen, Prothipendyl* und *Perazin*
Barbiturate	Verstärkte Sedierung bis hin zur Neurotoxizität möglich, verstärkte Blutdrucksenkung beschrieben; durch Enzyminduktion niedrigere NL-Plasmaspiegel, dadurch geringerer antipsychotischer Effekt möglich

Tabelle 8 (Fortsetzung)

Komedikation	Art der Interaktion
Benzodiazepine	Verstärkte Sedierung möglich; pharmakodynamische Wirkverstärkung in vielen Fällen sinnvoll und erwünscht, Besserung einer NL-induzierten Akathisie unter Benzodiazepinen; in sehr seltenen Fällen unter Kombination von Benzodiapinen mit *Clozapin* Schwindelzustand bzw. Kollaps bis hin zum Atemstillstand
Carbamazepin	Verstärkte Metabolisierung durch Enzyminduktion mit niedrigeren NL-Plasmaspiegeln, fraglich geringerer antipsychotischer Effekt; jedoch pharmakodynamische Wirkverstärkung möglich
Lithium	Vermehrte NL- und/oder Lithium-Nebenwirkungen, auch EPMS, in Einzelfällen bis zur Neurotoxizität, evtl. erhöhtes Risiko für malignes neuroleptisches Syndrom unter Lithium-Zugabe; in sehr seltenen Einzelfällen irreversible Bewegungsstörungen mit persistierenden EEG-Veränderungen
MAO-Hemmer	Verstärkte orthostatische Hypotonie möglich; pharmakodynamische Verringerung der antipsychotischen Wirkung möglich
Opiatartige Narkoseanalgetika	Vermehrter sedierender und analgetischer Effekt, in Einzelfällen Verstärkung der Nebenwirkungen bis hin zu Atemdepression
Phenytoin	Verstärkte Metabolisierung durch Enzyminduktion, niedrigere NL-Plasmaspiegel, dadurch evtl. geringerer antipsychotischer Effekt
SSRI: Fluoxetin, Fluvoxamin	Höhere NL-Plasmaspiegel, dadurch vermehrt Nebenwirkungen; insbesondere EPMS
Trizyklische Antidepressiva	Antidepressiva- und/oder NL-Plasmaspiegel können ansteigen, vermehrte Nebenwirkungen wie Sedierung; orthostatische Hypotonie und anticholinerge Nebenwirkungen bis hin zu Harnverhalt, Ileus und Delir möglich; CT_c-Verlängerung bis hin zu malignen Arrhythmien möglich
Valproinsäure	Höhere Valproinsäure-Plasmaspiegel unter Phenothiazin
Andere Pharmka	
ACE-Hemmer: Captopril, Enalapril	Verstärkter blutdrucksenkender Effekt beschrieben
Antazida, Adsorbenzien (Kaolin, Pektin, med. Kohle), Cholestyramin, schwarzer Tee, Kaffee, Milch)	Verminderte enterale Absorption wegen Komplexbildungen, dadurch Abschwächung der antipsychotischen Wirkung möglich

Tabelle 8 (Fortsetzung)

Komedikation	Art der Interaktion
Antibiotika: Griseofulvin, Rifampizin, Doxycyclin,	Beschleunigung der NL-Metabolisierung, dadurch Abschwächung der antipsychotischen Wirkung möglich
Chloramphenicol, Erythromycin, Clarithromycin, Ketoconazol (Antimykotikum)	Hemmung des hepatischen Metabolismus mit Erhöhung der Plasmaspiegel und möglicher Zunahme von Nebenwirkungen
Antikoagulanzien: Warfarin, evtl. auch Phenprocoumon	Verstärkter Antikoagulanzieneffekt mit verlängerter Blutungszeit möglich
Cimetidin	Verminderte orale Absorption von *Chlorpromazin*, dadurch Abschwächung der antipsychotischen Wirkung möglich. Hemmung der Metabolisierung von *Clozapin*, dadurch vermehrte Nebenwirkungen möglich
Clonidin	Verstärkter blutdrucksenkender Effekt
Diuretika	Verstärkter blutdrucksenkender Effekt
Guanethidin, Methyldopa	Abschwächung der antihypertensiven Wirkung unter NL möglich, unter Methyldopa jedoch auch vermehrter blutdrucksenkender Effekt sowie paradoxer hypertensiver Effekt beobachtet
Insulin, oral Antidiabetika	Verstärkter blutzuckersenkender Effekt
Ovulationshemmer, Östrogene	Durch Enzymhemmung Abnahme des hepatischen Metabolismus mit möglicher Zunahme der NL-Nebenwirkungen (überproportionaler Anstieg des Prolaktins mitbedingt durch eine östrogenbedingte Synthesesteigerung möglich). Höhere *Phenothiazin*-Plasmaspiegel beschrieben, dadurch evtl. vermehrte Nebenwirkungen
Propranolol	Wechselseitige Hemmung der Metabolisierung (hier: *Chlorpromazin*, evtl. auch *Haloperidol*), dadurch höhere NL- und Propranolol-Plasmaspiegel, Verstärkung der antipsychotischen Wirkung und vermehrte NL-Nebenwirkungen möglich, Verstärkung der blutdrucksenkenden Wirkung möglich
Rauchen, Nikotin	Verstärkte Metabolisierung/niedrigere NL-Plasmaspiegel, geringerer antipsychotischer Effekt möglich

3.9 Therapeutisches Drug-Monitoring (Plasmakonzentrationsbestimmung)

Neuroleptika-Plasmaspiegel können bestimmt werden, um Medikamenteninteraktionen zu kontrollieren, um bei bestimmten Nebenwirkungen (z. B. schwere Akathisie, pathologische EEG-Veränderungen) oder bei Nonresponse die Informationsgrundlage für die Entscheidung zur Dosisanpassung oder zum Wechsel des Medikaments zu verbreitern, und um die Compliance zu überprüfen.

Das therapeutische Monitoring von Neuroleptika-Plasmaspiegeln ist als Routinemaßnahme nicht etabliert und weit weniger verbreitet als bei trizyklischen Antidepressiva. Zudem stellt die Verfügbarkeit ausreichend sensitiver Meßmethoden mit Routinetauglichkeit einen begrenzenden Faktor dar. Im Hinblick auf anzustrebende Plasmaspiegel werden in der Literatur für Haloperidol Werte von 5–15 ng/ml, für Perazin Werte von 100–250 ng/ml und für Clozapin Werte von über ca. 350–400 ng/ml angegeben.

Für Phenothiazine und Butyrophenone wurden Plasmakonzentrationen mit interindividuellen Unterschieden um den Faktor 10–30 gemessen; bei intramuskulärer Gabe fanden sich deutlich geringere interindividuelle Varianzen des Dosis/Plasmaspiegel-Verhältnisses (etwa Faktor 2–3). Bei den Thioxanthenen und Benzamiden scheinen die interindividuellen Unterschiede der Plasmaspiegel nach oraler Gabe im Allgemeinen geringer zu sein (Faktor 2,5–5). Bei Depot-Neuroleptika wird der steady state zumeist innerhalb von 2–3 Monaten erreicht, dieser Wert kann interindividuell jedoch erheblich streuen. Nach Absetzen der Depot-Neuroleptika sind diese Substanzen noch für 9–24 Wochen im Blut messbar, eine Besetzung von Dopamin-Rezeptoren im Gehirn ist teilweise noch länger nachweisbar.

3.10 Langzeitbehandlung und Rezidivprophylaxe

Die rezidivprophylaktische Wirksamkeit einer neuroleptischen Langzeitmedikation bei schizophrenen Psychosen gilt als gesichert.

- 40 bis 50% der Patienten profitieren von einer neuroleptischen Langzeitmedikation,
- 20 bis 30% erleben trotz Langzeitmedikation ein Rezidiv ihrer Erkrankung,
- 10 bis 20% der Kranken bleiben auch ohne Langzeitmedikation rezidivfrei.

Placebo-kontrollierte Studien zeigen, dass 60–70% der Patienten unter Placebo, aber nur 10–30% der Kranken unter Neuroleptika ein Rezidiv innerhalb eines Jahres erleiden. Bei bis zu 40% der Patienten wird eine als notwendig angesehene Rezidivprophylaxe nicht optimal durchgeführt (zu niedrige Dosierung oder zu schnelles Absetzen der Neuroleptika).

Bei einer Nutzen-Risiko-Abwägung einer neuroleptischen Langzeitbehandlung müssen sowohl die Kompensation der psychotischen Symptomatik und die soziale Integration und Lebensqualität der Patienten als auch die Verträglichkeit der Medikamente berücksichtigt werden. Atypische Neuroleptika werden heute aufgrund ihrer Vorteile bezüglich extrapyramidal-motorischer Nebenwirkungen und ihrer Effektivität auf Negativ-Symptome und der damit verbundenen, inzwischen gut belegten höheren Lebensqualität präferiert. Sie scheinen auch Vorteile hinsichtlich der Patienten-Compliance zu besitzen, diese muss allerdings nach wie vor als ein zentrales Problem der Langzeitbehandlung Schizophrener angesehen werden.

Die gesicherte Applikation, die höhere Bioverfügbarkeit und die Vereinfachung der Behandlungsstrategie haben dazu beigetragen, dass relativ häufig Depot-Neuroleptika eingesetzt werden; von den neueren bzw. atypischen Neuroleptika ist bislang nur eine Substanz als Depot-Präparate verfügbar. Möglicherweise trägt die bessere Akzeptanz der neueren atypischen Neuroleptika seitens der Patienten dazu bei, dass sich der Indikationsbereich der Depot-

Neuroleptika einschränkt, z.B. auf Patienten mit reduzierter Kooperationsfähigkeit, Patienten mit stark chronifizierten Krankheitsbildern oder mit schwerer Fremd- oder Eigengefährdung im Rezidivfall.

Inwieweit wesentliche Unterschiede in den Wirkungsprofilen einzelner Depot-Neuroleptika bestehen, ist umstritten. Hinsichtlich der rezidivprophylaktischen Wirksamkeit zeigen die verschiedenen Präparate bei adäquater Dosierung keine Unterschiede.

Die optimale Dosierung für eine Neuroleptika-Rezidivprophylaxe ist interindividuell sehr unterschiedlich; generell sollte auch hier die niedrigste noch wirksame Dosis gewählt werden.

Als Dosisbereiche für die Rezidivprophylaxe wurden für Depot-Neuroleptika genannt:
- Fluphenazindecanoat   12,5–50 (–100) mg
  alle 2–4 Wochen (t½ ca. 14 Tage),
- Flupentixoldecanoat   20–60 (–100) mg
  alle 2–4 Wochen, (t½ ca. 17 Tage),
- Haloperidoldecanoat   50–150 mg (–300) mg
  alle 2–4 Wochen (t½ ca. 21 Tage).

Als minimale wirksame prophylaktische Dosierungen wurden genannt:
- Fluphenazindecanoat   6,25–12,5 mg   alle 2 Wochen,
- Flupentixoldecanoat   20 mg   alle 2 Wochen,
- Haloperidoldecanoat   50–60 mg   alle 4 Wochen.

Für die Rezidivprophylaxe mit oral verabreichten Neuroleptika wurden folgende Dosen vorgeschlagen:
- Amisulprid   200–600 mg/d,
- Fluphenazin   2,5 mg/d,
- Haloperidol   2,5–5 mg/d,
- Olanzapin   5–10 mg/d,
- Quetiapin   150–450 mg/d,
- Risperidon   3–5 mg/d.

Bei störenden Begleitwirkungen sollte die Dosis in kleinen Schritten reduziert werden.

Die Angaben hinsichtlich der Dauer einer Rezidivprophylaxe differieren erheblich. Als Leitlinien werden empfohlen:
1. Bei Erstmanifestation oder langen symptomfreien Intervallen eine ein- bis zweijährige Erhaltungstherapie bzw. Rezidivprophylaxe,
2. bei zwei bis drei Manifestationen oder wenn ein Rezidiv innerhalb eines Jahres aufgetreten ist, eine vier- bis fünfjährige Rezidivprophylaxe,
3. bei besonders häufig rezidivierenden Psychosen oder Selbst- bzw. Fremdgefährdung eine zeitlich unbegrenzte Rezidivprophylaxe.

Die individuelle Nutzen-Risiko-Abwägung sollte die Konsequenzen eines möglichen Rezidivs und die Beeinträchtigung durch Begleitwirkungen berücksichtigen. Bei ca. 40% der Kranken wird eine als notwendig angesehene Rezidivprophylaxe nicht optimal durchgeführt.

Für die neuroleptische Rezidivprophylaxe wurden verschiedene therapeutische Strategien entwickelt:
1. Kontinuierliche Behandlung in „Standarddosierung",
2. Frühinterventionsstrategie,
3. Niedrigdosisbehandlung.

Für die Mehrzahl der Patienten ist eine kontinuierliche Verabreichung von Neuroleptika zu empfehlen. Die Frühinterventionsstrategie, bei der nach längerfristiger Remission die Neuroleptika schrittweise abgesetzt und nach dem Auftreten von Frühsymptomen (Unruhe, Schlafstörungen, Konzentrationsstörungen u. a.) wieder angesetzt werden, kann nicht als etablierte Routinebehandlung angesehen werden. Mehrere kontrollierte Studien kamen zu dem Ergebnis, dass die Rezidiv- und Rehospitalisierungsrate unter einer intermittierenden Therapie eindeutig höher war als unter einer kontinuierlichen Therapie, und dass auch die soziale Integration und die Verträglichkeit der Medikation nicht besser war. Kriterien für eine differenzielle Anwendung der Frühinterventionsstrategie können derzeit nicht sicher gegeben werden; in jedem Fall notwendig sind hierfür eine besonders tragfähige Arzt-Patient-Beziehung sowie die Fähigkeit des Patienten, Frühsymptome erkennen und daraus die entsprechenden Konsequenzen ziehen zu können.

Eine neuroleptische Niedrigdosis-Rezidivprophylaxe sollte nur kontinuierlich und nur bei unkompliziertem Krankheitsverlauf durchgeführt werden, wobei schon in der Akuttherapie unter niedrigen Dosen eine hinreichende psychopathologische Stabilisierung erkennbar gewesen sein sollte. Die o.g. minimal wirksamen Neuroleptika-Dosierungen zur Rezidivprophylaxe sollten nicht unterschritten werden.

Vor Beginn einer Langzeitrezidivprophylaxe soll der Patient über das Risiko von Spätdyskinesien informiert und sein informiertes Einverständnis zu einer weiteren Neuroleptika-Behandlung dokumentiert werden.

3.11 „Therapieresistenz"

Von einer Therapieresistenz auf Antipsychotika kann gesprochen werden, wenn unter einer Therapie mit zwei Antipsychotika aus verschiedenen Substanzklassen in ausreichender Dosierung und gesicherter Compliance (gegebenenfalls Plasmaspiegelkontrolle) keine ausreichende klinische Wirksamkeit erzielt werden kann. Ca. 10–20% der schizophrenen Patienten respondieren nicht auf eine Behandlung mit Antipsychotika. Insbesondere bei Patienten mit einer schizophrenen Negativsymptomatik liegt die Rate der Non-Responder höher.

Gründe für Non-Response

Falsche Diagnose, Nichtbeachten von psychiatrischen oder internistischen Begleiterkrankungen und Drogenabhängigkeit, mangelnde Compliance, zu niedrige Dosierung des Antipsychotikums.

Bei Therapieresistenz sind in Einzelfällen höhere Neuroleptika-Dosen als üblich gerechtfertigt, wobei die Hochdosis-Behandlung nur in seltenen Fällen angewandt werden und auch dann nur einen zeitlich limitierten Behandlungsversuch darstellen sollte.

Vorgehen bei „gesicherter" Therapieresistenz

Zunächst sollte sichergestellt sein, dass das jeweilige Neuroleptikum ausreichend lange in ausreichender Dosierung bei gesicherter Applikation eingesetzt wurde.

1. Umstellung der antipsychotischen Medikation auf Clozapin (die Wirksamkeit neuer atypischer Neuroleptika bei Therapieresistenz ist im Vergleich zu typischen Neuroleptika oder Clozapin bisher nicht zufriedenstellend evaluiert).

2. Syndromspezifische Teilaspekte können möglicherweise gebessert werden durch:
   - Kombination eines Antipsychotikums mit einem Benzodiazepin p.o. (z.B. Lorazepam), insbesondere bei starker Angst und psychomotorischer Erregung
   - Kombination eines Antipsychotikums mit einem Antidepressivum, insbesondere bei depressiver bzw. Negativsymptomatik
   - Kombination eines Antipsychotikums, nicht jedoch Clozapin, mit Carbamazepin, insbesondere bei Erregung und aggressivem Kontrollverlust
   - Kombination eines Antipsychotikums mit Lithium (angestrebte Plasmakonzentrationen 0,9–1,2 mmol/l) für 3–4 Wochen
   - in Ausnahmefällen Kombination eines Antipsychotikums mit einer Elektrokrampftherapie, insbesondere bei katatoner oder schizoaffektiver Symptomatik.

Weitere Hinweise können der Leitlinie Schizophrenie entnommen werden.

3.12 Compliance

Die Compliance hat einen wesentlichen Einfluss auf die Wirksamkeit der neuroleptischen Langzeitbehandlung: 40 bis 50% der ambulant behandelten Schizophrenen nehmen eine orale Medikation nicht regelmäßig ein, 10 bis 20% brechen eine Behandlung mit Depot-Neuroleptika vorzeitig ab.

Ursachen der Non-Compliance sind:
- Fehlende Krankheits- und Behandlungseinsicht, die häufig auf eine unzureichende Information der Patienten über Zielsetzung, Wirkung und Verträglichkeit der Neuroleptika zurückzuführen ist.
- Extrapyramidale Nebenwirkungen, Sedierung, Gewichtzunahme, sexuelle Störungen.
- Vorzeitige Klinikentlassung bei noch nicht ausreichend remittierten Patienten.
- Polypragmasie der Medikation.

Eine Verbesserung der Compliance von Patienten unter Neuroleptika-Medikation kann erreicht werden durch:
- eingehende Information des Patienten und seiner Angehörigen über die Erkrankung und das geplante therapeutische Vorgehen, z.B. im Rahmen von psychoedukativen Programmen
- Aufbau einer tragfähigen Arzt-Patient-Beziehung
- Auswahl nebenwirkungsarmer Neuroleptika
- zusätzliche psychotherapeutische Maßnahmen, z.B. verhaltenstherapeutische Programme
- Vereinfachung der Medikamentengabe: Vermeidung von Mehrfachapplikationszeitpunkten und Medikamentenkombinationen; Ausgabe von Einnahmeplänen und -schälchen
- Verabreichung des Neuroleptikums in Depot-Form

4 Tranquilizer/Anxiolytika

4.1 Indikationen

Benzodiazepine können bei allen Angst-, Spannungs- und Unruhezuständen – insbesondere in Akutsituationen – unabhängig von deren Nosologie eingesetzt werden. Mögliche Indikationen für eine kurzfristige Behandlung können also bei fast allen psychischen Störungen gegeben sein.

Anhand der ICD-10-Klassifikation lassen sich aus psychiatrischer Sicht folgende Hauptindikationen aufführen:
– generalisierte Angststörung (hierbei zeigten sich keine oder höchstens marginale klinisch relevante differenzielle Unterschiede zwischen einzelnen Benzodiazepinen),
– akute Panikstörung mit und ohne Agoraphobie (Alprazolam, Clonazepam, Lorazepam),
– somatoforme Störungen,
– kurzfristige Zusatzmedikation zur antidepressiven oder neuroleptischen Basistherapie bei Depressionen, Manien oder schizophrenen Psychosen,
– kurzfristige Medikation bei Anpassungsstörungen, posttraumatischen Belastungsstörungen, Kriseninterventionen und psychiatrischen Akutsituationen
– Alkoholentzugssyndrom.

Bei Patienten mit katatonen Symptomen und Mutismus kann die Gabe von Lorazepam indiziert sein.

Die Indikationen für eine langfristige Behandlung mit Tranquilizern sind im Anhang 1 zum Tranquilizer-Kapitel als ICD-10-Diagnosen mit Verschlüsselung aufgelistet.

4.2 Übersicht und Auswahl der Präparate

Unter dem Begriff Tranquilizer (Tranquillanzien, Anxiolytika, Minor Tranquilizer, Ataraktika, älterer Begriff Psychosedativa) werden unterschiedliche Substanzgruppen mit primär sedierender und angstlösender Wirkung zusammengefasst. Insbesondere bei der Hauptgruppe dieser Psychopharmakaklasse, den Benzodiazepinen, ist aufgrund der zumeist ebenfalls vorhandenen schlafinduzierenden Wirkung der Übergang zwischen Tranquilizer und Hypnotika fließend. Benzodiazepine weisen außerdem – z. T. in unterschiedlichem Ausmaß – muskelrelaxierende und antikonvulsive Wirkeffekte auf.

Tranquilizer lassen sich nach der chemischen Struktur in folgende Pharmakagruppen einteilen:
1) Benzodiazepine
2) Azapirone (Buspiron und andere 5-HT$_{1A}$-Agonisten)

Sonstige, in der Tranquilizerindikation eingesetzte Substanzgruppen:
3) Antihistaminisch wirksame Anxiolytika (Hydroxyzin, Opipramol)
4) β-Rezeptorenblocker
5) Antidepressiva
6) Neuroleptika

Hydroxyzin, ein Diphenylmethan-Derivat, und *Opipramol*, ein Piperazinyl-Derivat, haben eine H$_1$-antihistaminerge Wirkkomponente und werden als Tranquilizer zur Therapie der generalisierten Angststörung eingesetzt. Hydroxyzin verfügt außerdem über a_1-antiadrenerge und anticholinerge Eigenschaften, Opipramol hat außerdem 5-HT$_{2A}$-antagonistische und antidopaminerge Effekte. Untersuchungen zur Wirksamkeit im Vergleich mit Benzodiazepin-Tranquilizern und zur Nutzen-Risiko-Bilanz liegen jedoch bisher nicht in hinreichendem Ausmaß vor. Opipramol hat sich ferner bei der undifferenzierten somatoformen Störung als besser wirksam als Placebo erwiesen.

Der 5-HT$_{1A}$-Agonist *Buspiron* war als nicht-sedierendes Anxiolytikum nicht in allen kontrollierten Studien Benzodiazepinen wirkungsäquivalent, ist aber wegen seines andersartigen Wirk-mechanismus und dem erbrachten Nachweis, dass die anxiolyti-sche Wirkung nicht über sedativ-hypnotische Mechanismen er-klärt werden muss, zumindest von heuristischem Wert. Eine Ge-fahr von Gewöhnung, Mißbrauch oder Abhängigkeit besteht nicht. Die anxiolytische Wirkung tritt dosisabhängig mit einer Latenz von ca. 14 Tagen ein. Für Patienten, welche die rasch ein-setzende anxiolytische oder sedierende Wirkung von Benzodiaze-pin-Tranquilizern kennen bzw. eine unmittelbare Symptomreduk-tion erwarten, ist Buspiron daher weniger geeignet.

Der Einsatz von Barbituraten und Meprobamat kann in der Psychiatrie heute als obsolet gelten.

Von den *Beta-Rezeptorenblockern* finden in der psychiatri-schen Pharmakotherapie vor allem lipophile Substanzen wie Pro-pranolol und Oxprenolol Verwendung.

Beta-Rezeptorenblocker können bei Patienten mit Angstsympto-matik dann gegeben werden, wenn sympathoadrenerg bedingte so-matische Angstsymptome wie z. B. kardiovaskuläre Symptome, Tre-mor etc. überwiegen. Gegenüber Benzodiazepinen besteht hier der Vorteil, dass diese Substanzen kaum sedieren und kein Abhängig-keitspotenzial besitzen. Eine Indikation kann außerdem bei um-schriebenen einfachen Phobien (z. B. sogenannter Streß-Angst, si-tuativer Angst wie Prüfungsangst, Lampenfieber oder Flugangst) in Form einer Einmalapplikation gegeben sein. Weitere Indikatio-nen können funktionelle Herz-Kreislauf-Störungen (wie z. B. das sogenannte hyperkinetische Herzsyndrom) sein, wenn als Ursache eine periphere Überstimulation der Beta-Rezeptoren vermutet wird.

In der Psychiatrie stellen Beta-Rezeptorenblocker ferner eine wichtige Zusatzmedikation bei psychopharmakainduzierten Ne-benwirkungen dar, z. B. zur Kupierung des Tremors als Neben-wirkung von Lithiumsalzen oder Antidepressiva oder zur Be-handlung einer neuroleptikabedingten Akathisie.

Antidepressiva wie z. B. Imipramin, Paroxetin oder Venlafaxin können bei Angststörungen eingesetzt werden, Moclobemid bei sozialer Phobie (siehe Kapitel „Antidepressiva").

Zum Einsatz von niedrigdosierten Neuroleptika als Tranquili-zer siehe Kapitel Neuroleptika.

Die derzeit im Handel befindlichen Benzodiazepin-Tranquilizer und in der Tranquilizer-Indikation gebräuchliche Dosierungen sind in folgender Tabelle zusammenfassend dargestellt:

Übersicht über die in Deutschland z.Zt. verfügbaren Benzodiazepintranquilizer

Freiname	Dosierung	t ½ (h)	Aktive Metabolite
Alprazolam	0,5–2 mg	12–15 (mittel)	–
Bromazepam	1,5–6 mg	15–28 (mittel)	–
Chlordiazepoxid	5–50 mg	10–90 (lang)	+
Clobazam	20–30 mg	18–100 (lang)	+
Clonazepam	0,5–4 mg	39–40 (lang)	–
Clorazepat	5–20 mg	25–80 (lang)	+
Diazepam	2–15 mg	24–80 (lang)	+
Lorazepam	0,25–4 mg	13–14 (mittel)	–
Medazepam	10–30 mg	2–80 (lang)	+
Nordazepam	2,5–15 mg	50–90 (lang)	+
Oxazepam	10–50 mg	5–15 (kurz)	–
Prazepam	10–30 mg	50–90 (lang)	+

t ½ : Eliminationshalbwertszeit

Benzodiazepin-Hypnotika werden gesondert im Kapitel „Hypnotika/Antiinsomnika" dargestellt.

Pharmakokinetik der Benzodiazepin-Tranquilizer

Während alle Benzodiazepine ein relativ einheitliches pharmakodynamisches Wirkprofil aufweisen, bestehen z. T. erhebliche pharmakokinetische Unterschiede zwischen einzelnen Substanzen. Letztere beziehen sich vor allem auf die Metabolisierung, von Bedeutung ist hier insbesondere die Entstehung von pharmakologisch aktiven Metaboliten mit konsekutiver Kumulationsgefahr. Hinsichtlich der Eliminationshalbwertszeit lassen sich Benzodiazepine vereinfachend in
– kurz wirksame (Halbwertszeiten von weniger als 5 Stunden)
– mittellang wirksame (Halbwertszeiten von 6-24 Stunden) und
– lang wirksame Substanzen (Halbwertszeiten über 24 Stunden)

einteilen (s. Tabelle S. 77). Erwähnenswert ist, dass es sich bei den angegebenen Halbwertszeiten um Mittelwerte mit z. T. erheblichen interindividuellen Streuungen handelt, außerdem besteht zwischen Halbwertszeit und klinischer Wirkdauer keine direkte Korrelation.

Einige Benzodiazepine wie z. B. Prazepam, Clorazepat, Oxazolam und Chlordiazepoxid sind Pro-Drugs, sie werden nach unterschiedlicher Zeit und z. T. inkonstant erst zum wirksamen Desmethyldiazepam umgewandelt. Benzodiazepine, deren Abbau einer Phase-I-Reaktion unterliegen (oxidative hepatische Biotransformation) weisen in ihrer Metabolisierung eine deutliche Abhängigkeit von der Leberfunktion und vom Alter auf. Demgegenüber werden Benzodiazepine wie z. B. Lorazepam, Oxazepam und Temazepam über nichtoxidative Phase-II-Reaktionen metabolisiert und durch die genannten Faktoren praktisch nicht beeinflusst.

4.3 Unerwünschte Wirkungen

Benzodiazepine

Vor allem zu Beginn der Behandlung kann es zu Müdigkeit, Schläfrigkeit, Konzentrationsminderung und Einschränkung psychomotorischer Funktionen kommen. Insbesondere bei Benzodiazepinen mit langer Halbwertszeit – speziell bei älteren Patienten – kann infolge Kumulation ein Hang-over-Effekt mit Beeinträchtigung der Tagesvigilanz auftreten. Benommenheit, Schwindel, Koordinationsstörungen und Ataxie treten vor allem bei älteren Menschen auf und beinhalten in Verbindung mit der muskelrelaxierenden Wirkung die Gefahr von Stürzen bzw. Frakturen. Diese Symptome sind als Zeichen relativer Überdosierung anzusehen. Amnestische Störungen sind ebenfalls beschrieben worden, die dosisabhängigen Gedächtniseinbußen betreffen primär die Aufnahme neuer Informationen in den Langzeitspeicher, nicht die Memorierung früher gelernter Inhalte. Paradoxe Reak-

tionen können insbesondere bei Patienten in höherem Lebens-
alter auftreten.

Beim Absetzen von Benzodiazepinen kann es zu Entzugserscheinungen kommen, die insbesondere als vegetative Störungen und als relativ benzodiazepinspezifische sensorische Perzeptionsstörungen auftreten und von Rebound-Phänomenen zu unterscheiden sind.

Häufig bis regelmäßig vorkommende unspezifische Entzugssymptome sind: Schlafstörungen, Angst, Dysphorie / vermehrte
Reizbarkeit, Myalgien/Muskelzucken, Tremor/Zittern, Cephalgien,
Nausea/Brechreiz/Appetit- und Gewichtsverlust, Schwitzen, Ver-
schwommensehen.

Als Entzugssymptome relativ spezifische sensorische Perzeptionsstörungen können umfassen:
– auf quantitativer Ebene: Überempfindlichkeit gegen Geräusche,
  Licht, Geruch oder Berührung, Unterempfindlichkeit gegen
  Geruchsreize oder Geschmacksreize.
– auf qualitativer Ebene: kinästhetische, optische, gustatorische,
  akustische oder olfaktorische Perzeptionsstörungen.
  Schwere Entzugssymptome stellen psychotische bzw. paranoid-
  halluzinatorische Syndrome, schwere depressive Syndrome, de-
  lirante Syndrome oder epileptische Anfälle dar.
  Darüber hinaus sind im Entzug Depersonalisations- und De-
  realisationsphänomene beschrieben.

Inzidenz und Ausmaß der Entzugssymptome hängen primär von
der Dauer und der Dosis der Benzodiazepin-Medikation ab. Zu
einer Entzugssymptomatik kommt es in der Regel erst nach einer
Behandlungsdauer von mehr als vier Monaten, bei kurz wirksamen Benzodiazepinen ist sie nach 2-3 Tagen maximal ausgeprägt, bei Absetzen lang wirksamer Benzodiazepine nach 4-7
Tagen.

Die Daten über Prävalenz und Inzidenz des Abusus und der
Abhängigkeitsentwicklungen unter Benzodiazepinen sind kontro-
vers. Das Problem der Grenzziehung zwischen mißbräuchlicher
und therapeutischer Langzeiteinnahme von Benzodiazepinen

wird besonders deutlich im Falle der Niedrig-Dosis-Abhängigkeit (low-dose-dependence). Hier fehlt die Tendenz zur Dosissteigerung, jedoch sind beim Absetzen Entzugserscheinungen möglich. Die Hoch-Dosis-Abhängigkeit ist durch die Einnahme untherapeutisch hoher Dosen charakterisiert, ist insgesamt sehr selten und tritt vor allem als sekundäres Phänomen bei Alkohol- oder Drogenabhängigkeit auf (sekundäre Abhängigkeit).

Folgende Patientengruppen werden als besonders abhängigkeitsgefährdet angesehen:
– Patienten mit Suchtanamnese,
– Patienten mit chronischen körperlichen Erkrankungen (häufig assoziiert mit Schmerzsyndromen),
– Patienten mit dysthymer Störung und Persönlichkeitsstörungen sowie
– Patienten mit chronischen Schlafstörungen.

Benzodiazepine sollen wegen des Abhängigkeitsrisikos in der Regel nicht länger als 4–6 Wochen kontinuierlich verordnet werden; das Absetzen muss ausschleichend erfolgen.

Bei der Behandlung von Panikstörungen und der generalisierten Angststörung können Benzodiazepine wie Alprazolam bei Nichtansprechen auf Antidepressiva oder bestehenden Kontraindikationen gegen Antidepressiva auch über mehrere Monate eingesetzt werden. Zur längerfristigen Behandlung von Angsterkrankungen sind aber Antidepressiva den Benzodiazepinen vorzuziehen.

Buspiron

Zu den Nebenwirkungen von Buspiron zählen Schwindel, gastrointestinale Beschwerden, Kopfschmerzen, Nervosität, Schlafstörungen sowie – insbesondere bei höheren Dosierungen – Dysphorie.

Antihistaminisch wirksame Anxiolytika (Hydroxyzin, Opipramol)

Sowohl Hydroxyzin als auch Opipramol können Benommenheit, Müdigkeit, Konzentrationsstörungen, Schwindel und Mundtrockenheit auslösen. Bei Hydroxyzin sind seltene „paradoxe" Nebenwirkungen wie Unruhe, Anspannung und Erregung beschrieben.

Beta-Rezeptorenblocker

Bei Beta-Rezeptorenblockern stehen im Vordergrund des Nebenwirkungsspektrums bradykarde Herzrhythmusstörungen, Raynaud-Phänomen, lebhafte Träume/Schlaflosigkeit, zentralnervöse Störungen (Benommenheitsgefühl) und depressive Verstimmungszustände.

4.4 Kontraindikationen

Benzodiazepine

Benzodiazepine sind primär bei Myasthenia gravis sowie bei bekannter Benzodiazepinüberempfindlichkeit, in höheren Dosen auch bei akutem Engwinkelglaukom, kontraindiziert. Bei Vorliegen einer akuten respiratorischen Insuffizienz sollte man insbesondere auf die intravenöse Verabreichung von Benzodiazepinen verzichten. Relativ kontraindiziert sind Benzodiazepine beim Vorliegen akuter Intoxikationen mit Alkohol oder anderen ZNS-dämpfenden Substanzen und bei Schlafapnoe. Vermeiden sollte man Benzodiazepine auch im ersten Trimenon der Schwangerschaft, präpartal sowie während der Stillperiode.

Buspiron

Als Kontraindikationen für Buspiron gelten Myasthenie, akutes Engwinkelglaukom und schwere Leber- und Nierenfunktionsstörungen.

Antihistaminisch wirksame Anxiolytika (Hydroxyzin, Opipramol)

Als Kontraindikationen gelten für Hydroxyzin und Opipramol Engwinkelglaukom, Prostataadenom sowie schwere Leber- und Nierenerkrankungen.

Betarezeptoren-Blocker

Bei Betarezeptoren-Blockern müssen als Kontraindikationen insbesondere dekompensierte Herzinsuffizienz, Bradykardie, AV-Block II. und III. Grades, obstruktive Atemwegserkrankungen, insulinpflichtiger Diabetes, Hypotonie und schwere periphere Durchblutungsstörungen beachtet werden.

4.5 Medikamenteninteraktionen

Benzodiazepine

– Allopurinol
  höhere BZD-Plasmaspiegel möglich
– Antidepressiva (allgemein)
  Fluoxetin, Fluvoxamin, Nefazodon
  verstärkte Sedierung möglich, höhere BZD-Plasmaspiegel möglich
– Carbamazepin
  geringere BZD-Wirkung möglich
– Cimetidin
  höhere BZD-Plasmaspiegel möglich
– Disulfiram
  höhere BZD-Plasmaspiegel möglich
– Erythromycin (evtl. auch andere Makrolid-Antibiotika)
  höhere BZD-Plasmaspiegel möglich
– Ovulationshemmer
  höhere BZD-Plasmaspiegel möglich
– Rifampizin
  geringere BZD-Wirkung möglich

- Valproinsäure
  höhere Diazepam- und Lorazepamplasmaspiegel möglich

Buspiron

- Haloperidol
  Erhöhung der Haloperidol-Plasmakonzentrationen möglich
- MAO-Hemmer
  verstärkte Blutdruckanstiege möglich

Antihistaminisch wirksame Anxiolytika (Hydroxyzin, Opipramol)

- Phenytoin
  Absenkung von Phenytoin-Plasmakonzentrationen
  unter Hydroxyzin
- MAO-Hemmer
  verstärkte Hypotension unter Hydroxyzin
- Anticholinergika
  Verstärkung anticholinerger Effekte unter Hydroxyzin
  oder Opipramol

Betarezeptoren-Blocker

- Narkosemittel, Antiarrhythmika;
  verstärkter kardiodepressiver Effekt möglich
  Calcium-Antagonisten
  (Verapamil, Diltiazem)
- Antihypertensiva,
  verstärkte blutdrucksenkende Wirkung
  trizyklische Psychopharmaka
- Cimetidin:
  erhöhte Plasmaspiegel der Betablocker
- Antidiabetika,
  verstärkte und verlängerte Hypoglykämie
  Insulin
- Herzglykoside
  verstärkte negativ-chronotrope und -dromotrope Wirkung

– Ergotalkaloide
  Gefahr peripherer Durchblutungsstörungen erhöht

4.6 Allgemeine Behandlungsrichtlinien

Für Benzodiazepine muss immer die niedrigste nötige Dosierung gewählt werden, auch Betablocker werden in einem sehr niedrigen Dosisbereich verordnet. Ziel ist eine kurzfristige Verordnung. Zur Verhütung von Abhängigkeitsentwicklungen bedarf es für Benzodiazepine einer strengen Indikationsstellung; bei Verordnung über einen längeren Zeitraum als 6 Wochen sollte ein Psychiater zur weiteren diagnostischen Abklärung und zur Frage nach Behandlungsalternativen hinzugezogen werden, bei Patienten mit intermittierend auftretenden, situativ bedingten Symptomen sollte primär eine diskontinuierliche Therapie im Sinne einer Bedarfsmedikation erfolgen. Es ist unbedingt darauf zu achten, dass nur ein Benzodiazepin verordnet wird (nicht gleichzeitig „Tagestranquilizer" und Benzodiazepinhypnotikum; Benzodiazepine zusätzlich in Kombinationspräparaten; Parallelverordnungen durch Simultankonsultationen). In vielen Fällen hat sich die Kombination einer (intermittierenden) Pharmakotherapie mit (kognitiver) Verhaltenstherapie bewährt. Zur Vorbeugung von Entzugssymptomen muss die Dosisreduktion sehr langsam über einen Zeitraum von mehreren Wochen erfolgen. Als Richtlinie kann gelten, maximal ca. 1/4 der Tagesdosis pro Woche zu reduzieren. Der Benzodiazepinentzug kann durch Gabe sedierender Antidepressiva, Carbamazepin oder Betablocker (z. B. Propranolol) abgemildert werden.

Auch das Absetzen von Beta-Rezeptorenblockern sollte allmählich erfolgen, da autonome Rebound-Phänomene auftreten können.

Anhang: Auflistung der ICD-10-Diagnosen, bei denen eine Medikation mit Tranquilizern indiziert sein kann

Psychische und Verhaltensstörungen durch psychotrope Substanzen

F10.3   Alkoholentzugssyndrom
 .30   ohne Komplikationen
 .31   mit Krampfanfällen
F10.4   Alkoholentzugssyndrom mit Delir
 .40   ohne Komplikationen
 .41   mit Krampfanfällen

Neurotische, Belastungs- und somatoforme Störungen

F40   Phobische Störung

F40.0   Agoraphobie
 .01   mit Panikstörung

F41   Andere Angststörungen

F41.0   Panikstörung
F41.1   generalisierte Angststörung

F43   Reaktionen auf schwere Belastungen und Anpassungsstörungen

F43.0   akute Belastungsreaktion
F43.1   posttraumatische Belastungsstörung
F43.2   Anpassungsstörungen

F45   Somatoforme Störungen

F45.1   undifferenzierte Somatisierungsstörung [nur Opipramol]
F45.3   somatoforme autonome Funktionsstörung [nur Opipramol]

5 Hypnotika/Antiinsomnika

Die medikamentöse Behandlung von Insomnien erfolgt einerseits ursachenbezogen und zielt dann auf die zugrunde liegenden organischen oder psychiatrischen Erkrankungen ab. Andererseits ist häufig eine symptombezogene Behandlung mit sedierenden oder schlafanstoßenden Mitteln nötig. Dabei gelten Benzodiazepinrezeptoragonisten aufgrund ihres günstigen Nutzen-Risiko-Verhältnisses als Mittel der ersten Wahl. Ihre Anwendung sollte jedoch wegen des hohen Abhängigkeitspotenzials nach klaren Richtlinien und ggf. in speziellen Anwendungskonzepten erfolgen um eine Langzeitanwendbarkeit bei geringem Risiko einer Abhängigkeitsentwicklung zu sichern. Sedierende Antidepressiva und niederpotente Neuroleptika besitzen ebenfalls eine hohe schlafanstoßende Wirkung ohne Abhängigkeitspotenzial, aber auch eine relativ hohe Nebenwirkungsrate. Chloralhydrat und Clomethiazol können bei speziellen Indikationen eingesetzt werden. Naturpräparate besitzen nur eine leichte sedierende Potenz und werden zumeist in Eigenregie eingenommen.

5.1 Ziele und Voraussetzungen der Behandlung mit Schlafmitteln

Die medikamentöse Behandlung von Insomnien umfasst zum einen die ursachenbezogene Behandlung, die auf die den Schlafbeschwerden zugrunde liegenden Erkrankungen abzielt. Aus dem Spektrum der Pharmaka werden alle Mittel eingesetzt, die organische Ursachen (z. B. nächtliche Atemstillstände, Herzerkrankungen, periodische Bewegungen im Schlaf, Hormonstörungen) und manifeste psychiatrische Erkrankungen (z. B. Schizophrenie, endogene Depression) bekämpfen. Zum anderen existiert die symptombezogene Behandlung mit sedierenden oder schlafanstoßenden Mitteln, die einen unbeeinträchtigten Schlaf wiederherstellen sollen.

Schlafmittel sollten erst dann zum Einsatz bei Insomniepatienten kommen, wenn einige Voraussetzungen für deren Verschreibung erfüllt sind:

1. Es sollte die Diagnostik, insbesondere organisch und psychiatrisch bedingter Schlafstörungen abgeschlossen sein.

2. Es gilt primär alternative Verfahren zu erproben, also in der Regel vor einer symptomatischen Pharmakotherapie ursachenorientierte Therapien einzusetzen, ggf. ein Versuch mit einer nichtmedikamentösen (psychologischen) Therapie durchzuführen.

3. Es muss eine gezielte Indikation zur Einnahme bestehen. So können Schlafmittel zur Entlastung des Patienten bei akuten reaktiven oder situativen Insomnien im Rahmen kurzzeitiger oder vorübergehender Beschwerden eingesetzt werden. Sie lassen sich auch unterstützend zur kausalen Therapie bei organisch oder psychisch bedingten Insomnien verwenden. Schlafmittel sind weiterhin indiziert, wenn es gilt, den Teufelskreis von schlechtem Schlaf, Leistungsinsuffizienz am Tage, Angst vor schlechtem Schlaf und abendlicher Übererregung zu durchbrechen. Unter Berücksichtigung eines Therapiekonzeptes, welches auch nichtmedikamentöse Verfahren einbindet, ist auch eine längere Behandlung bei chronischen Insomnien möglich. Letztendlich kann mit Schlafmitteln eine Vorbehandlung bei chronischer und bleibend erfolgreicher Niedrigdosisbehandlung weitergeführt werden.

4. Vor Therapiebeginn muss ein Gesamtbehandlungskonzept erstellt werden. Die Schlafmitteltherapie wird einer ursachenorientierten und/oder einer nichtpharmakologischen Therapie beigeordnet.

5. Die Einnahme von Schlafmitteln beginnt erst dann, wenn der Arzt mit dem Patienten einen Medikamentenplan erstellt hat. Der Arzt legt darin den genauen Ablauf der Behandlung, die

Dosis der Pharmaka, im Verlauf der Behandlung auch Dosisänderungen, die Einnahmezeit, v. a. aber die Einnahmedauer,
das Absetzprozedere und Alternativen nach Abbruch der medikamentösen Behandlung fest.

6. Risikopatienten müssen von einer Behandlung mit Schlafmitteln ausgeschlossen sein oder dürfen nur bei ausgewählter Indikation einbezogen werden. Dies sind z. B. Personen mit einem erhöhten Risiko für eine Abhängigkeitsentwicklung, mit
Erkrankungen, die eine Kontraindikation für das jeweilige Präparat darstellen, oder die Präparate mit der Möglichkeit einer
Medikamentenwechselwirkung einnehmen.

7. Die Medikamentenverschreibung setzt ein Vertrauensverhältnis
zwischen Patient und Arzt voraus. Therapeutische Erfolge sind
nicht in kurzer Zeit zu erwarten. Der behandelnde Arzt muss
gemeinsam mit dem Patienten bereit sein, einen längeren The-
rapieweg durchzuhalten.

5.2 Auswahlkriterien

Die Eigenschaften der Substanz, die Charakteristika des Patienten
und seine Symptome bestimmen die Auswahl des geeigneten
Schlafmittels. Das Präparat ist so zu wählen, dass das für den Patienten individuelle Wirkungs-/ Nebenwirkungsprofil den Kriterien eines idealen Schlafmittels nahekommt. Folgende Gesichtspunkte sind bei der Auswahl eines Schlafmittels zu beachten:

1. Die Wirkdauer des Präparates sollte dem Phänotyp der Schlafstörung angepasst werden. Präparate mit kurzer Wirkdauer
(z. B. Benzodiazepinrezeptoragonisten wie Zolpidem, Zaleplon
oder Triazolam) sind für überwiegende Einschlafstörungen geeignet, ebenso schwächer wirksame Mittel, z. B. aus der Gruppe der Antihistaminika oder Alkoholderivate. Frühabendliche
Gaben niedriger Dosis sedierender Antidepressiva oder niederpotenter Neuroleptika beruhigen den Patienten bereits vor
dem Schlafengehen. Kombinierte Ein- und Durchschlafstörungen sowie Durchschlafstörungen und Früherwachen erfordern

oft den Einsatz mittellang wirksamer Präparate (z. B. Benzodiazepinrezeptoragonisten wie Zopiclon, Lormetazepam oder Temazepam) oder können mit niedrigen Dosen sedierender Antidepressiva und niederpotenter Neuroleptika behandelt werden. Nach einem nächtlichen Erwachen (spätestens 3 Uhr) können versuchsweise kurzwirksame Schlafmittel (z. B. Triazolam, Zolpidem) eingesetzt werden.

2. Bei langer Störungsdauer und zu erwartender langer Therapiephase dürfen Präparate mit der Gefahr einer Toleranzentwicklung oder mit Abhängigkeitspotenzial (v. a. Benzodiazepinrezeptoragonisten) nur zurückhaltend oder in besonderen Anwendungsformen eingesetzt werden.

3. Medikamentöse Begleitwirkungen (z. B. Anxiolyse, antidepressive Wirkung) können gezielt zur Verbesserung der Tagesbeschwerden des Patienten genutzt werden. Dabei kann die Schlafstörung sowohl Folge als auch Ursache der Tagessymptomatik von z. B. Angst, Depressivität, wahnhaftem Erleben sein. Hier liegt ein Einsatzschwerpunkt für Antidepressiva mit sedierender Wirkung und niederpotente Neuroleptika. Schlafstörungen mit Angstsymptomatik im gesamten Tagesverlauf können auch eine Indikation für langwirksame Hypnotika mit Tranquilizerwirkung am Tag sein.

4. Die Wirkpotenz, Wirkdauer und Residualeffekte des Präparates sind der benötigten Leistungsfähigkeit am Tage anzupassen. Die Leistungsfähigkeit am Tage ist durch die optimale Balance von Schlafverbesserung und fehlenden Überhangeffekten determiniert. Durch eine niedrige Dosierung kann eine Übersedation weitgehend vermieden werden.

5. Die Wirkpotenz des Präparates muss dem Schweregrad der Schlafstörung entsprechen. Die Entscheidung, wie schwer eine Schlafstörung ist, muss unter Berücksichtigung der individuellen Beschwerden des Patienten im Kontext seines allgemeinen Schlafverhaltens und seiner Lebensumstände erfolgen. Gelegentlich entsprechen die Einschätzungen der subjektiv empfundenen Schlafstörung durch den Patienten nur ungefähr den meßtechnisch erfaßbaren Werten. Die Behandlung sollte dennoch dem Prinzip „Beschwerde vor Befund" folgen.

6. Der Pharmakokinetik und den Nebenwirkungen des Präparates gebührt hohe Aufmerksamkeit, wenn ältere Patienten behandelt werden sollen. Im höheren Alter können sich die pharmakokinetischen Parameter Resorption, Verteilung und Elimination verschlechtern. Es muss daher noch aufmerksamer als beim jungen Menschen darauf geachtet werden, dass die niedrigst mögliche Dosis über die kürzest mögliche Zeit eingesetzt wird. Dies sollte mindestens einmal im Monat überprüft werden. Als pragmatische Empfehlung hat es sich bewährt, bei älteren Schlafgestörten die Einstiegsdosis zu halbieren.

Im Alter muss zudem mit einer beträchtlichen interindividuellen Variabilität der Wirkungen und Nebenwirkungen und einem veränderten Spektrum unerwünschter Arzneimittelwirkungen gerechnet werden. Nach Benzodiazepineinnahme wurden bei älteren Patienten Ataxien, Verwirrtheitszustände, paradoxe Vigilanzsteigerung und sogar Halluzinationen beobachtet. Durch eine muskelrelaxierende Wirkung kann es v. a. bei älteren Patienten zur Muskelschwäche, zu Ataxie und damit zu Stürzen bei einem nächtlichen Aufstehen kommen, Patienten mit altersbedingten Lungenerkrankungen oder Schlafapnoen kann die atemsuppressive Wirkung von Benzodiazepinen gefährlich werden. Sedierende Antidepressiva sind im Alter als Schlafmittel nicht geeignet, wenn die Patienten Kontraindikationen aufweisen wie Herz- und Kreislauferkrankungen, Prostatahypertrophie oder Glaukom. Gern werden in der Praxis bei älteren Insomniepatienten niederpotenziale Neuroleptika wie Levomepromazin, Thioridazin, Promethazin, Pipamperon oder Melperon eingesetzt. Die Präparate verursachen weniger Komplikationen, da kardiovaskuläre Nebenwirkungen wie z. B. bei Antidepressiva – v. a. bei Pipamperon und Melperon – weitgehend fehlen. Neuroleptika haben allerdings wie Antidepressiva eine hohe Nebenwirkungsrate. Es finden sich anticholinerge Begleiterscheinungen, extrapyramidalmotorische Bewegungsstörungen, blutdrucksenkende und hämatologische Begleiteffekte und die – in der schlafanstoßenden Dosierung allerdings geringe – Gefahr, damit Spätdyskinesien auszulösen. Nicht zu erwarten sind Missbrauch und Abhängigkeit.

7. Patienten mit einer positiven Suchtanamnese für Alkohol, Tabletten oder illegale Drogen dürfen keine Schlafmittel mit Abhängigkeitspotenzial erhalten. Benzodiazepinrezeptoragonisten beispielsweise müssen hier durch sedierende Antidepressiva, Neuroleptika oder andere Pharmaka ersetzt werden. Auch Alkoholderivate und Clomethiazol sind kontraindiziert.

8. Im Vorfeld der Behandlung müssen die Medikamenteneinnahme des Patienten erhoben und mögliche Wechselwirkungen mit dem Schlafmittel eruiert werden.

9. Vorerkrankungen schränkten die Einsatzmöglichkeit für viele ältere Nichtbenzodiazepinhypnotika und sedierende Substanzen wie z. B. Antidepressiva und Neuroleptika ein. Diese Substanzen zeigen eine Reihe besonderer Nebenwirkungen und Kontraindikationen, die vorerkrankten Patienten schaden können.

10. Sedierende Substanzen mit hoher Toxizität sind bei suizidalen Insomniepatienten nur mit Vorsicht anzuwenden. Antidepressiva können in höheren Dosierungen vital gefährdende kardiale Nebenwirkungen haben. Aufgrund der engen therapeutischen Breite ist Chloralhydrat mit Vorsicht zu verwenden. Barbiturate und andere alte Nichtbenzodiazepinhypnotika sind aufgrund ihrer hohen Toxizität in diesem Fall generell kontraindiziert. Benzodiazepinrezeptoragonisten haben eine relativ große therapeutische Breite. Bei Suizidalität sollte dennoch die kleinste Packung rezeptiert werden.

11. Präparate mit Abhängigkeitspotenzial sollten nur an Patienten verschrieben werden, die dem Arzt von mehreren Kontakten her bekannt sind, um ein Absetzen nach einer gewissen Einnahmezeit zu gewährleisten.

12. Die Neuverschreibung eines Schlafmittels orientiert sich an der Vorbehandlung. Die Vorgeschichte des Patienten gibt Aufschluss darüber, welche Präparate bereits wirksam waren oder vergeblich eingesetzt wurden, ob bereits Adaptationsphänomene oder eine Suchtentwicklung eingetreten sind, und ob die Präparate ausreichend dosiert wurden.

Tabelle 9. Vor- und Nachteile von Hypnotika und anderen Mitteln mit sedierender Wirkung

Wirkstoffe	Vorteile	Nachteile
Benzodiazepine	Gute hypnotische Potenz, jahrelanger Erfahrungsschatz bezüglich des Wirkungs-Profils, geringe Toxizität	Abhängigkeitspotenzial, Reboundphänomene, Amnesie, Muskelrelaxation, Atemsuppression, paradoxe Reaktionen, Tiefschlafunterdrückung
Cyclopyrrolone	Gute hypnotische Potenz, kurze Wirkdauer, gute Tagesbefindlichkeit, verhältnismäßig geringe Adaptions- und Reboundprobleme, geringe Toxizität	Kurzer Erfahrungszeitraum bezüglich Wirkungs-Nebenwirkungs-Verhältnis, benzodiazepinähnliches Nebenwirkungspotenzial, erste Berichte über Abhängigkeit
Imidazopyridine	Gute hypnotische Potenz, kurze Wirkdauer, spezifisch schlafanstoßendes Wirkprofil, geringe Adaptions- und Reboundproblematik, geringe Toxizität	Kurzer Erfahrungszeitraum bezüglich Wirkungs-Nebenwirkungs-Verhältnis, unklare Abgrenzung vom Benzodiazepin-Nebenwirkungsprofil, erste Berichte über Abhängigkeit
Antidepressiva	Nahezu kein Abhängigkeitspotenzial, (geringe) Absetzprobleme, keine Tiefschlafunterdrückung, antidepressive Wirkung	Relativ hohe Toxizität, anticholinerge, auch kardiale Nebenwirkungen, lange Wirkdauer, REM-Schlaf-Unterdrückung, wenige Anwendungsstudien
Neuroleptika	Nahezu kein Abhängigkeitspotenzial, (keine) REM-Schlaf-Unterdrückung, geringe Kardiotoxizität, antipsychotische Wirkung	Anticholinerge, extrapyramidalmotorische, hämatologische, blutdrucksenkende Nebenwirkungen, Spätdyskinesien, zum Teil lange Wirkdauer, wenige Anwendungsstudien
Alkoholderivate	Unbeeinflusstes Schlafprofil, schneller Wirkungseintritt	Geringe hypnotische Potenz, geringe therapeutische Breite, schneller Wirkungsverlust, Abhängigkeitspotenzial
Antihistaminika	Verhältnismäßig geringe Toxizität, freie Verfügbarkeit	Geringe hypnotische Potenz, schneller Wirkungsverlust, anticholinerge Nebenwirkungen, Abhängigkeitspotential
Clomethiazol	Gute hypnotische Potenz, schneller Wirkungseintritt, kurze Wirkdauer	Abhängigkeitspotenzial, Atemdepression, bronchiale Hypersekretion
Naturpräparate	Kein Abhängigkeitspotenzial, nahezu fehlende Toxizität, freie Verfügbarkeit	Geringe hypnotische Potenz

5.3 Substanzen zur Schlafverbesserung

Benzodiazepinhypnotika, Barbiturate und eine Reihe anderer alter und neuer Nichtbenzodiazepinhypnotika gelten als Hypnotika im engeren Sinne. Die Benzodiazepinhypnotika und die neuen Nichtbenzodiazepinhypnotika (Cyclopyrrolone, Imidazopyridine) nehmen als Benzodiazepinrezeptoragonisten die führende Stellung unter den Präparaten zur Insomniebehandlung ein. In zunehmendem Maße werden auch andere Pharmaka mit sedierender Wirkung zur Schlafverbesserung eingesetzt. Neben Tranquilizern aus der Benzodiazepingruppe sind dies v. a. Antidepressiva, Neuroleptika und Antihistaminika. Naturpräparate werden von den Patienten überwiegend in Eigenregie eingenommen. Eine Reihe alternativer Präparate wie z. B. körpereigene Schlafsubstanzen sind in klinischer Erprobung, jedoch nicht allgemein etabliert.

Die Substanzen zeigen z. T. sehr unterschiedliche Eigenschaften, was sich in spezifischen Vor- und Nachteilen bei ihrer Anwendung äußert (Tabelle 9).

5.4 Benzodiazepinrezeptoragonisten

Benzodiazepinrezeptoragonisten werden als Schlafmittel der ersten Wahl eingestuft, nicht zuletzt wegen des relativ günstigen Nutzen-Risiko-Verhältnisses dieser Präparate. Sie sind vermutlich die am besten untersuchte Klasse unter den Psychopharmaka. Die Arbeitsgruppe zur Beurteilung sedativer Hypnotika der World Psychiatric Association zählt sie zu den sichersten in der klinischen Praxis verwandten zentralnervös aktiven Substanzen.

Prinzipiell zeigen alle Arten von Benzodiazepinen einen schlafbahnenden Effekt. In der Praxis ist eine Unterscheidung von Anxiolytika, Tranquillanzien und Hypnotika jedoch empfehlenswert, da sich klinische Prüfungen über die Wirkamkeit und Dosierung eines Benzodiazepins zumeist auf eine umschriebene Krankheitsgruppe beziehen.

Auswahl als Schlafmittel geeigneter kurz- und mittellangwirk-
samer Benzodiazepinrezeptoragonisten:

	Kurzwirkend	Mittellangwirkend
Wirkstoff	Midazolam Triazolam Zaleplon Zolpidem (Imidazopyridin)	Flunitrazepam Brotizolam Loprazolam Lormetazepam Temazepam Zopiclon (Cyclopyrrolon)

Anwendungsempfehlungen

Die Auswahl eines geeigneten Benzodiazepins wird entscheidend
durch dessen Wirkungscharakteristik bestimmt. Unterschiede in
der Wirkung entstehen dabei durch die Rezeptoraffinität und die
dadurch bestimmte relative Dosis, durch pharmakokinetische Parameter sowie durch pharmakodynamische Aspekte, welche sich
z. B. in unerwünschten Wirkungen widerspiegeln. Dabei ist die
Wirkungsdauer der wichtigste klinische Aspekt zur Auswahl eines Benzodiazepinhypnotikums. Kurzwirksame Benzodiazepine
sind indiziert, wenn Einschlafstörungen im Vordergrund stehen
und eine volle Leistungsfähigkeit am Tage angestrebt wird. Langwirksame Benzodiazepine werden v. a. verwendet, wenn über die
Behandlung einer Durchschlafstörung hinaus eine Anxiolyse am
Tag erwünscht ist. Mittellang wirksame Benzodiazepine stellen
einen Kompromiss bezüglich Nutzen und unerwünschten Wirkungen dar und werden am häufigsten bei Ein- und Durchschlafstörungen, jedoch auch bei Früherwachen eingesetzt. Nach
Symptombesserung sollte so früh wie möglich das Benzodiazepin
wieder abgesetzt werden, wobei das Ausschleichen halb so lang
wie die Anwendungszeit sein sollte.

Vor- und Nachteile von kurz- und mittellang wirksamer Benzodiazepinrezeptoragonisten:

	Kurz wirkend	Mittellang wirkend
Vorteile	Rasche Schlafinduktion bei Einschlafstörungen, gute Tagesvigilanz	Sofortwirkung auf Ein- und Durchschlafstörungen
Nachteile	Betonte Reboundinsomnie und Angst	Mäßige Kumulation und Überhangeffekte

5.5 Antidepressiva

Einige Antidepressiva besitzen eine bemerkenswerte sedative Potenz. Sie können daher auch unabhängig vom Vorliegen einer Depression zur Behandlung von Schlafstörungen verwendet werden.

Auswahl sedierender Antidepressiva zur Behandlung von Schlafstörungen:

Amitriptylin	Mirtazepin
Amitriptylinoxid	Nefazodon
Doxepin	Trazodon
Mianserin	Trimipramin

Anwendungsempfehlungen

Sedierende Antidepressiva eignen sich v. a. zur Behandlung von Depressionen mit Schlafbeschwerden und von Insomnien mit einer ängstlich depressiven Begleitsymptomatik und bei chronischen oder therapieresistenten Insomnien. Antidepressiva bieten sich an als Alternativpräparate zu Benzodiazepinrezeptoragonisten, wenn eine Langzeitdauertherapie notwendig ist. Dem Vorteil eines geringen Abhängigkeitspotenzials stehen die Nachteile eines bei Insomniepatienten nur unzureichend geprüften therapeutischen Effekts und eines großen Nebenwirkungsspektrums gegenüber. In jedem Falle erfordert die Therapie mit Antidepressiva vor Behandlungsbeginn und im Verlauf der Therapie eine gründliche internistische und neurologische Untersuchung bzw. Überwachung. Dabei müssen regelmäßig ein Laborstatus erhoben und ein Elektrokardiogramm und Elektroenzephalogramm erstellt werden.

Antidepressiva können wie Hypnotika kurz vor dem Zubettgehen eingenommen werden. Dadurch werden Durchschlafstörungen, frühmorgendliches Erwachen und Tagessymptome wie z. B. Angst am besten beeinflusst. Niedrige Dosen können bereits 1–2 h vor dem Schlafengehen verabreicht werden, um chronisch schlafgestörten Patienten von ihren abendlichen Spannungsgefühlen und Ängsten zu befreien und das Einschlafen zu erleichtern. Im Rahmen einer Kombinationstherapie mit Benzodiazepinrezeptoragonisten können Antidepressiva vor allem bei therapieresistenten Schlafstörungen verwendet werden. Dabei kann die hypnotisch notwendige Dosis von Benzodiazepinhypnotika reduziert, deren Ausschleichen ermöglicht oder die Einnahmefrequenz reduziert werden.

Die optimale Dosierung muss individuell für jeden Patienten ermittelt werden, da eine erhebliche Reaktionsvarianz der schlafanstoßenden Wirkung und der Nebenwirkungen besteht. Man beginnt bei Tri- und Tetrazyklika mit einer Testdosis von 10–25 mg. Dann sind Dosissteigerungen bis zu einer antidepressiv wirksamen Dosis möglich. Suizidalen Patienten sollten keine Antidepressiva oder nur die kleinste Packung rezeptiert werden, da trizyklische Antidepressiva bereits in einer Dosierung von 2 g tödlich wirken können.

Absetzerscheinungen sind v.a. bei niedriger Dosierung selten. Es können aber Unruhe, Schweißausbrüche, Übelkeit, Erbrechen, Schwindel, Kopf- und Muskelschmerzen und bei Insomniepatienten v. a. Schlafstörungen vorkommen. Schlagartiges Absetzen langfristig verabreichter Antidepressiva ist daher zu vermeiden. Die Präparate müssen über mehrere Tage ausgeschlichen werden.

5.6 Neuroleptika

Im komplexen Wirkungsprofil der Neuroleptika ist die hypnotisch-sedierende Komponente entscheidend für die Funktion als

Schlafmittel. Die sedierende Wirkung eines Neuroleptikums ist dabei in etwa gegenläufig zu seiner antipsychotischen Wirkung. Für nichtpsychotische Patienten mit Ein- und Durchschlafstörungen sind nur niederpotente Neuroleptika als Schlafmittel geeignet. Neuroleptika stellen v. a. für ältere Insomniepatienten und Patienten mit Abhängigkeitsvorgeschichte eine Behandlungsalternative dar. Sie haben den Vorteil eines verschwindend geringen Suchtpotenzials auch bei Langzeiteinnahme.

Auswahl sedierender Neuroleptika zur Behandlung von Schlafstörungen:

Chlorprothixen	Promazin
Levomepromazin	Promethazin
Melperon	Thioridazin
Pipamperon	

Anwendungsempfehlungen

Neuroleptika werden v. a. bei Schlafstörungen im Zusammenhang mit floriden Psychosen (z. B. Schizophrenie), für Insomnien bei psychotischen Residualzuständen und bei Patienten mit Kontraindikationen für Benzodiazepine eingesetzt. Dazu gehören auch Patienten, bei denen eine Medikamenten- oder Genussmittelabhängigkeit bestand oder eine Abhängigkeitsentwicklung befürchtet wird, mehrfach Behandlungsversuche mit anderen Schlafmitteln vorausgegangen sind oder die Risikofaktoren für andere schlaffördernde Präparate wie z. B. Antidepressiva aufweisen. Eine häufig genutzte Indikation besteht bei älteren Schlafgestörten, deren Risiko an Spätdyskinesien zu erkranken aufgrund des höheren Alters abnimmt. Die wissenschaftliche Grundlage für die Verwendung von Neuroleptika als Schlafmittel bei Insomnien nicht psychotischer Ursache ist dürftig. Dieser Sachverhalt und das kritische Verhältnis von hypnotischer Wirkung zu unerwünschten Wirkungen schränken die Behandlungsindikation auf die oben genannten Sondersituationen ein.

5.7 Sonstige Substanzen

Alkoholderivate

Alkoholderivate wie Chloralhydrat sind seit langem als Schlafmittel bekannt. Choralhydrat wirkt leicht sedierend, hat aber nur eine geringe therapeutische Breite. Die kontrollierte Anwendung in niedrigen Dosen wird bei älteren Patienten als Mittel der zweiten Wahl empfohlen.

Anwendungsempfehlungen

Choralhydrat kann im Rahmen einer auf mehrere Tage befristeten Anwendung bei leichten Einschlafstörungen indiziert sein. Voraussetzung dafür ist eine enge Kontrolle des Patienten, z. B. während eines stationären Aufenthalts. Dies gilt insbesondere für suizidale Patienten, denen keine größeren Mengen des Präparates ausgehändigt werden dürfen. Die kontrollierte Anwendung in niedrigen Dosen wird bei älteren Patienten als Mittel der zweiten Wahl empfohlen. Die Verträglichkeit ist bei diesen Patienten im Vergleich zu anderen Mitteln mit sedierender Wirkung relativ gut.

Antihistaminika

Einige Antihistaminika sind aufgrund ihrer sedierenden Wirkung als Schlafmittel einsetzbar, weisen jedoch häufig anticholinerge Nebenwirkungen auf.
Auswahl von Antihistaminika:

Diphenhydramin	Hydroxyzin
Doxylamin	Promethazin

Anwendungsempfehlungen

Patienten mit leichten, nicht chronifizierten Schlafstörungen können von einer auf wenige Wochen befristeten Einnahme oder im Rahmen einer Intervalleinnahme von der sedierenden Wirkung der Antihistaminika profitieren. Die Präparate eignen sich, bei einer Einnahme etwa 1–3 h vor dem Schlafengehen, auch zur schlafvorbereitenden Entspannung der Patienten. Eine kritische Indikationsstellung ist bei geriatrischen Patienten erforderlich, da diese ein erhöhtes Risiko für die Entwicklung eines Delirs aufweisen.

Clomethiazol

Clomethiazol ist ein synthetisches Thiazolderivat, welches überwiegend zur Behandlung deliranter Zustände, vor allem des Alkoholdelirs eingesetzt wird. Es hat eine ausgeprägt sedativ-hypnotische Wirkung und wird daher auch zur Behandlung mittelschwerer bis schwerer Ein- und Durchschlafstörungen verwendet.

Anwendungsempfehlungen

Die Verwendung des Präparates sollte primär auf die Behandlung von Schlafstörungen im Rahmen akuter deliranter Zustände beschränkt bleiben. Der Einsatz von Clomethiazol bei anderen Insomnieformen ist nur in besonderen Ausnahmefällen gerechtfertigt. Eine Ausnahme stellen hartnäckige Schlafstörungen bei geriatrischen Patienten dar. Zahlreiche psychiatrische Kliniken haben gute Erfahrungen mit der Substanz bei therapieresistenter Umkehr des Tag-Nacht-Rhythmus und nächtlichen Verwirrtheits-, Erregungs- und Unruhezuständen gemacht. Zur Behebung von Schlafstörungen darf Clomethiazol allenfalls kurzfristig (in der Regel über ein bis zwei Wochen), in möglichst geringen Dosen und nur unter enger ärztlicher Kontrolle angewendet werden. Die Dosierung muss flexibel nach dem jeweiligen klinischen Befund erfolgen.

Naturpräparate

Zahlreiche pflanzliche Substanzen werden überwiegend als frei verkäufliche Schlafmittel vom Schlafgestörten in Eigenregie eingenommen. Auch hier wäre eine ärztliche Kontrolle und Indikationsstellung empfehlenswert. Die verbreitetsten Substanzen sind Valeriana officinalis (Baldrian) und deren Derivate (Valepotriate), sowie Zubereitungen mit Humulus lupulus (Hopfen), Passiflore (Passionsblume), Melissa officialis (Melisse) und Extractum kava (Kavain).

Auswahl von Naturpräparaten zur Behandlung von Schlafstörungen:

Baldrian	Lerchensporn
Hopfen	Melisse
Johanniskraut	Passionsblume
Kalifornischer Goldmohn	Rauwolfiawurzel
Lavendel	Suanzaorentang

Anwendungsempfehlungen

Pflanzliche Sedativa haben ihr Einsatzgebiet bei leichten Schlafstörungen, die noch zu keiner Beeinträchtigung der Tagesbefindlichkeit geführt haben. Vielfach können Patienten mit ausgeprägter Suggestibilität von pflanzlichen Sedativa profitieren, v.a. wenn die abendliche Einnahme eines Medikamentes ritualisiert wurde, der Arzt jedoch keine Indikation für ein stärkeres Schlafmittel sieht oder Nebenwirkungen fürchtet. Gerade bei älteren Patienten kann diese Verschreibungspraxis sinnvoll sein.

Spezielle schlafanstoßende Substanzen

Ein Stoffwechselvorläufer des Serotonins ist als L-Tryptophan als Schlafmittel erhältlich. Behandlungsgrundlage ist die serotoninerge Theorie der Schlafregulation, wobei auch melatoninvermittelte Mechanismen als ein schlafanstoßendes Moment vermutet wurden. Die hypnotische Potenz des Mittels ist gering. Nahezu alle Studien konnten jedoch eine Verkürzung der Schlaflatenz messen und berichteten über eine teilweise gute Wirksamkeit bei chronisch Schlafgestörten. L-Tryptophan eignet sich vor allem für leichte Schlafstörungen und für Patienten, bei denen andere Präparate wegen Nebenwirkungen kontraindiziert sind. Vorübergehend war die Substanz nicht im Handel, da aufgrund von Verunreinigungen toxische Effekte aufgetreten waren.

Eine Reihe von Untersuchungen konnten eine schlafinduzierende und schlafstabilisierende Wirkung und verbesserte Schlafqualität durch das Serotoninstoffwechselprodukt Melatonin feststellen. Positive Berichte liegen vor allem für chronisch erkrankte Insomniepatienten und Einschlafbeschwerden älterer Menschen vor. Insbesondere stabilisiert Melatonin den Schlaf nach einer Zeitzonenverschiebung infolge von Transkontinentalreisen. Wenn Melatonin auch eine der interessantesten Neuentwicklungen im Bereich der Schlafmittel darstellt, ist hinsichtlich seiner Nebenwirkungen und Langzeiteffekte nur wenig bekannt. Befunde aus schlafmedizinischen Zentren weisen darauf hin, dass bei einer chronischen Insomnie eine deutliche Wirkung des Melatonins erst nach 1–3 Monaten sichtbar wird. Es bedarf daher weiterer Prüfungen, bevor es der Routineanwendung zur Verfügung stehen kann. Ein Bezug ist in Deutschland nur über Auslandsapotheken möglich.

5.8 Therapieempfehlungen

Jede medikamentöse Therapie der Insomnie muss mit nichtmedikamentösen Therapieansätzen kombiniert werden. Auf jeden Fall ist bei der Behandlung mit Hypnotika die „5-K-Regel" (klare Indikation, kleinste mögliche Dosierung, kürzest mögliche Behandlungszeit, keinesfalls abruptes Absetzen, Kontraindikationen) zu beachten. Neben Präparat und Dosis muss vom Arzt auch die Uhrzeit der Einnahme und die Therapiedauer bestimmt werden. Dabei ist zwischen verschiedenen Therapieformen zu unterscheiden: Eine Langzeitdauertherapie mit täglicher Einnahme sollte auf maximal vier Wochen beschränkt sein und kann in die Standardintervalltherapie mit Karenzzeiten von zwei bis vier Wochen übergehen. Bei der quotengeregelten Bedarfsmedikation darf der

Patient selbst die Einnahmetage bestimmen, er muss jedoch mit der kleinsten Packungsgröße über 3 Wochen auskommen. Im Gegensatz dazu werden in der kontrollierten Bedarfsintervalltherapie zu Beginn jeder Woche maximal drei Nächte mit Hypnotikaeinnahme geplant, an den anderen Tagen ist die Einnahme untersagt. In der niedrig dosierten Kombinationstherapie wird der Einnahme eines Benzodiazepinagonisten die Gabe eines sedierenden Antidepressivums oder eines niederpotenten Neuroleptikums zur Spannungslösung vorgeschaltet.

Es ist unter Experten der Schlafmedizin unumstritten, dass jede medikamentöse Therapie der Insomnie mit einem nichtmedikamentösen Therapieansatz kombiniert werden muss. Dies können auch Einzelelemente psychologischer Verfahren sein, die im jeweiligen Arbeitsfeld des Arztes umsetzbar sind. In mehreren Therapiekonzepten wurden nichtmedikamentöse Verfahren erfolgreich mit einer Schlafmitteleinnahme kombiniert.

6 Medikamente zur Behandlung von Entzugssyndromen und Abhängigkeit

Die zur Behandlung von Entzugs- und Abhängigkeitssyndromen verwandten Subtanzen sind vom strukturchemischen Aufbau, ihren pharmakodynamischen Wirkprinzipien und ihren klinischen Wirkungen her sehr heterogen; sie werden daher in diesem Kapitel – abweichend von der üblichen Kapiteleinteilung – einzeln aufgeführt. Einige besitzen selbst ein Abhängigkeitspotenzial bzw. können bei abruptem Absetzen zu Reboundphänomenen führen.

Die WHO unterscheidet in ICD-10 neun Kategorien von psychotropen Substanzen (sowie eine Restkategorie) und ordnet diesen zehn Gruppen (einschl. zwei Restgruppen) von klinischen Syndromen zu (s. Anhang, F10–F19). Psychopharmaka werden heute zumeist zur Behandlung von Entzugssyndromen und von substanzinduzierten psychotischen Störungen, seltener auch bei substanzinduzierten akuten Intoxikationen eingesetzt. Sie gewinnen zunehmend an Bedeutung in der pharmakologischen Rückfallprophylaxe von Abhängigkeitssyndromen. Die sich für die jeweiligen Medikamente ergebenden Indikationen werden bei den den jeweiligen Pharmaka gewidmeten Unterkapiteln aufgeführt.

Generell ist bei der psychopharmakologischen Rückfallprophylaxe von Abhängigeitssyndromen darauf zu achten, ob nicht gleichzeitig Symptome vorhanden sind, welche die Diagnose einer anderen relevanten Störung nach ICD-10 nahelegen, insbesondere einer affektiven Störung, einer Schizophrenie oder einer Angst- oder Zwangsstörung. Beispielsweise sollten Patienten mit einer „sekundären" Alkoholabhängigkeit auf dem Boden einer aktuell bestehenden, anderen psychischen Störung nach Maßgabe der Behandlungsempfehlungen für die „primäre" Erkrankung adäquat behandelt werden, in aller Regel also mit einem Antidepressivum oder – im Fall einer psychotischen Störung – mit einem Neuroleptikum.

Abhängigkeitsgefährdete Patienten sollten allenfalls kurzfristig mit Benzodiazepin-Tranquilizern oder -Hypnotika behandelt werden.

6.1 Acamprosat

6.1.1 Indikationen (s. auch Anhang)

Rückfallprophylaxe der Alkoholabhängigkeit

6.1.2 Dosierung

Patienten mit Körpergewicht bis 60 kg: 4 Tbl./Tag (1332 mg); über 60 kg: 6 Tbl./Tag (1998 mg; 1 Tbl. enthält 333 mg); Einnahme dreimal täglich.

6.1.3 Unerwünschte Wirkungen

gastrointestinale Nebenwirkungen wie Durchfall, gelegentlich auch Übelkeit,
    selten: Erbrechen und abdominelle Schmerzen, Juckreiz und makulo-papulöse Erytheme
    selten: leicht erhöhte Werte für Kreatinin, Harnsäure, Cholesterin, Erythroytenzahl
    im Tierversuch in hohen Dosen Hyperkalzämie, Hyperphosphatämie und Hyperkalziurie.

6.1.4 Kontraindikationen

Niereninsuffizienz

6.1.5 Interaktionen

keine Verstärkung von Alkoholwirkungen
Interaktionen mit hepatisch metabolisierten Pharmaka nicht
zu erwarten.

6.2 Clomethiazol

6.2.1 Indikationen (s. auch Anhang)

Alkoholentzugssyndrom
– ohne Komplikationen
– mit Krampfanfällen

Alkoholentzugssyndrom mit Delir
– ohne Krampfanfälle
– mit Krampfanfällen

Medikamentenintoxikation mit Delir.

Außerdem kann Clomethiazol bei Delirien im Rahmen schwerer
Allgemeinkrankheiten (z. B. Infektionen) zusätzlich zur Behandlung der Grundkrankheit gegeben werden.

Clomethiazol sollte nur kurzfristig und unter stationären Bedingungen verabreicht werden.

Clomethiazol soll nicht routinemäßig als Hypnotikum eingesetzt werden. Bei schweren, anders nicht behandelbaren Schlafstörungen kann Clomethiazol unter sorgfältiger Abwägung der
Nutzen-Risiko-Relation angewandt werden. Wegen der anti-
konvulsiven Eigenschaften kann Clomethiazol beim Status epilep-
ticus indiziert sein, wenn Benzodiazepine, Hydantoine und Barbiturate keine Wirkung zeigen.

6.2.2 Dosierung

nicht schematisch, sondern flexibel je nach Sedierungsgrad des Patienten

Orientierungshilfe: initial 2–4 Kapseln bzw. Tabletten oder 10–15 ml Mixtur, in den ersten 2 h bis zu 6–8 Kapseln bzw. Tabletten, dann in ca. 2stündigem Abstand jeweils weitere 2 Kapseln oder Tabletten bis zu einer Höchstdosis von ca. 20 Kapseln oder Tabletten täglich; in Ausnahmefällen auch höher; nach Plateauphase von ca. 3 Tagen dann Clomethiazol ausschleichend absetzen [eine Kapsel à 192 mg, eine Tablette à 500 mg oder 5 ml Mixtur (= 250 mg) sind einander ungefähr therapeutisch äquivalent].

6.2.3 Unerwünschte Wirkungen

selten: Blutdruckabfall, Steigerung der Bronchialsekretion, Exantheme, Nies- und Hustenreiz, Tränen der Augen, Magenbeschwerden.

Bereits nach relativ kurzfristiger Clomethiazolverordnung *Abhängigkeitsentwicklung* möglich.

6.2.4 Kontraindikationen

keine absolute Kontraindikationen, aber:

Vorsicht bei respiratorischer Insuffizienz, obstruktiven Lungenerkrankungen und bei Schlaf-Apnoe-Syndrom: Gefahr einer Atemdepression.

Grundsätzlich sollte Clomethiazol bei abhängigkeitsgefährdeten Patienten nicht bzw. nur kurzfristig zur Entzugsbehandlung und *nicht ambulant* verordnet werden.

6.2.5 Interaktionen

bei gleichzeitiger Einnahme von anderen psychotrop wirkenden Substanzen, besonders von Tranquilizern, Hypnotika oder Alkohol, schwer abschätzbare, u.U. massive Wirkungsverstärkung
unter Cimetidin: Wirkungsverstärkung und -verlängerung.

6.3 Clonidin

6.3.1 Indikationen (s. auch Anhang)

akutes Opioidentzugssyndrom
akutes Alkoholentzugssyndrom: parenterale Gabe, nur unter kontinuierlicher EKG-Monitorüberwachung auf einer Intensivstation.
Ob Clonidin auch beim Nikotinentzug wirksam ist, kann noch nicht abschließend beurteilt werden.

6.3.2 Dosierung

oral: initial 3 x 0,1 mg täglich; abhängig von Wirksamkeit und Kreislaufverhältnissen Steigerung bis auf 0,8 mg/die verteilt auf 4–6 Einzeldosen; nur in Ausnahmefällen höhere Dosen notwendig; nach Abklingen der Entzugssymptome (Heroin 4–7 Tage, Methadon bis 14 Tage) stufenweises Absetzen innerhalb von 3–5 Tagen.
parenteral: initial Bolusinjektion von 0,15–0,6 mg i.v.; je nach klinischen Erfordernissen Tagesdosen zwischen 0,3 und 4 mg, in Einzelfällen bis zu 10 mg Clonidin täglich i.v.; Verabreichung über Perfusor; nach Abklingen der Entzugssymptome stufenweises Absetzen innerhalb von 3 Tagen.

6.3.3 Nebenwirkungen

bei schlagartigem Absetzen höherer Dosen können überschießende Sympathikusreaktionen auftreten: Blutdruckanstieg bis hin zu Bluthochdruckkrisen, Herzjagen, Herzrhythmusstörungen, innere Unruhe, Tremor etc.

Blutdruckabfall und Pulsverlangsamung, Sedierung, Mundtrockenheit

gelegentlich Obstipation, Schlafstörungen mit Albträumen, sexuelle Funktionsstörungen, Parästhesien, Raynaud-Phänomene, Verminderung des Tränenflusses

selten: depressive Zustandsbilder, Halluzinationen, Gynäkomastie sowie allergische Reaktionen

AV-Überleitungsstörungen können durch Clonidin verstärkt werden.

6.3.4 Kontraindikationen

absolute Kontraindikationen: Allergie gegen Clonidin, Erkrankungen des Sinusknotens, ausgeprägte Bradykardie oder Hypotonie

Vorsichtige Dosierung bei Patienten mit kardialer Vorschädigung und zerebralen Durchblutungsstörungen sowie AV-Überleitungsstörungen (insbesondere AV-Block II. und III. Grades).

6.3.5 Interaktionen

Verstärkung des blutdrucksenkenden Effekts von Clonidin durch andere Antiypertonika und Vasodilatatoren oder Diuretika

Verstärkung einer unter Clonidin auftretenden Bradykardie bzw. von Übereitungsstörungen durch β-Rezeptorenblocker und Herzglykoside zu erwarten

Abschwächung der blutdrucksenkenden Wirkung von Clonidin durch trizyklische Antidepressiva

Verstärkung der kardiotoxischen Wirkung von trizyklischen Psychopharmaka (z. B. Überleitungsstörungen) durch Clonidin.

6.4 Disulfiram

6.4.1 Indikation (s. auch Anhang)

- Rückfallprophylaxe der Alkoholabhängigkeit
  aber: in der Bundesrepublik Deutschland kaum noch angewandt.

6.4.2 Dosierung

- nach Aufdosierung 200–500 mg/Tag

6.4.3 Nebenwirkungen

- Müdigkeit, unangenehmer Mundgeruch, Blutdruckabfall, gastrointestinale Beschwerden
- selten: Leberenzymanstieg, Polyneuropathie, Optikusneuropathien, psychotische Zustandsbilder, Desorientiertheit
- Disulfiram-Alkohol-Reaktion ist proportional zur Disulfiram-Dosis und zur eingenommenen Alkoholmenge; schwere Zwischenfälle mit massiver Hypotonie, Atemdepression, Arrhythmien, Krampfanfällen bzw. Todesfälle sind beschrieben.

6.4.4 Kontraindikationen

- koronare Herzkrankheit, Kardiomyopathien, relevante Herzrhythmusstörungen, Arteriosklerose, zerebrale Durchblutungsstörungen, Ösophagusvarizen, Thyreotoxikose
- relative Kontraindikationen: Depressionen und Psychosen, schwere Hypotonie, Leberzirrhose, Polyneuropathie, Asthma bronchiale.

6.4.5 Interaktionen

– Acetaldehydsyndrom unter Paraldehyd
– aufgrund Metabolisierung in der Leber Verstärkung der Wirkung von Antiepileptika wie z. B. Phenytoin, Antikoagulanzien, Antidepressiva wie z. B. Amitriptylin, Benzodiazepinen wie z. B. Diazepam, Isoniazid, Metronidazol, Theophyllin etc.; Verstärkung der Wirkung von Disulfiram durch bestimmte Antibiotika und Antidiabetika.

6.5 Substitutionsmittel

6.5.1 Indikationen

– Substitutionsbehandlung bei Opiatabhängigkeit (s. auch Anhang)
– gesetzliche Grundlage für die Substitutionsbehandlung: Betäubungsmittel-Verschreibungsverordnung (BtMVV);

kassenrechtliche Grundlage: Richtlinien der Bundesärztekammer zur Durchführung der substitutionsgestützten Behandlung Opiatabhängiger (März 2002);

Levomethadon und Methadon sind zwar vom BfArM für die Substitutionsbehandlung von Opiatabhängigen nicht zugelassen, da kein Hersteller diese Indikation verlangt hat, jedoch sind sowohl Levomethadon als auch Methadon verschreibungsfähig und nach § 2 a BtmVV zur Substitutionsbehandlung gesetzlich zugelassen. Auch das synthetische Opioid Buprenorphin ist zur Substitutionsbehandlung zugelassen. Eine gesicherte Differenzialindikation der verschiedenen Opioide in der Substitutionsbehandlung besteht (noch) nicht.

Bei Vorliegen einer manifesten Opiatabhängigkeit ist eine substitutionsgestützte Behandlung dann indiziert,
– wenn die Abhängigkeit seit längerer Zeit besteht und

– wenn Abstinenzversuche unter ärztlicher Kontrolle keinen Erfolg erbracht haben und/oder
– wenn eine drogenfreie Therapie derzeit nicht durchgeführt werden kann und/oder
– wenn die substitutionsgestützte Behandlung im Vergleich mit anderen Therapiemöglichkeiten die größte Chance zur Heilung oder Besserung bietet.

Bei einer erst kürzer als 2 Jahre bestehenden Opiatabhängigkeit ist die substitutionsgestützte Behandlung in der Regel nur als Übergangsmaßnahme anzusehen.

Es dürfen der Substitution keine medizinisch allgemein anerkannten Ausschlussgründe entgegenstehen, wie z. B. eine primäre/hauptsächliche Abhängigkeit von anderen psychotropen Substanzen (Alkohol, Kokain, Benzodiazepine etc.).

Ein die Substitution gefährdender Beigebrauch weiterer Stoffe muss vor Beginn der Substitution berücksichtigt und behandelt werden.

Die Begründung der Indikation, der Ausschluss einer mehrfachen Substitution sowie die Belehrung über das Verbot des Beigebrauches sind zu dokumentieren.

Die substitutionsgestützte Behandlung ist nur zulässig im Rahmen eines umfassenden Behandlungskonzeptes, das die jeweils erforderlichen psychiatrischen oder psychotherapeutischen Behandlungsmaßnahmen sowie psychosozialen Betreuungsmaßnahmen begleitend einbezieht.

Neben den durch die Nebenwirkungen von Opioden begründeten Kontraindikationen (s. u.) werden nach heutigem Wissensstand ein Alter unter 18 Jahren, eine Heroinabhängigkeit unter 2 Jahren Dauer, eine intermittierende Heroinabhängigkeit mit längeren drogenfreien Intervallen sowie eine Polytoxikomanie als Kontraindikationen für eine Substitution betrachtet.

6.5.2 Methadon

6.5.2.1 Dosierung

- für jeden Patienten individuell zu bestimmen; Bandbreite der verordneten Dosen: Methadon: 5–120 mg/die; Levomethadon: 2,5–60 mg/die (0,5–12 ml)
- ausreichend hohe Dosierung: Methadon: ≥60 mg/die; Levomethadon: ≥30 mg/die, sonst vermehrt Beigebrauch anderer Opiate oder anderer Drogen oder Suchtmittel wie z. B. Kokain
- initial 15–20 mg Levomethadon bzw. 30–40 mg Methadon pro Tag in zwei Tagesdosen, unabhängig von bisher eingenommener Heroindosis; langsame Dosiserhöhung alle 1-2 Tage in 2,5–5 mg (Levomethadon) bzw. 5–10 mg-Schritten (Methadon) bis zur Erhaltungsdosis (einmal täglich)
- spätere Dosisänderungen nur sukzessiv: wöchentlich 2,5–5 mg Levomethadon bzw. 5–10 mg Methadon
- Pro Patient dürfen höchstens 1500 mg Levomethadon bzw. 3000 mg Methadon innerhalb von 30 Tagen verschrieben werden (je Anwendungstag nicht mehr als 150 mg Levomethadon bzw. 300 mg Methadon).

6.5.2.2 Nebenwirkungen

- Obstipation, Hyperhidrosis, Libidominderung sowie Menstruationsstörungen (kaum Toleranzentwicklung)
- Sedierung, Übelkeit bis zum Erbrechen, Mundtrockenheit, Miosis, Spasmen der glatten Muskulatur mit Bronchospasmen und Blasenentleerungsstörungen; Atemdepression
- selten: Blutdruck- und Herzfrequenzabfall, EEG-Veränderungen.

6.5.2.3 Kontraindikationen

- Überempfindlichkeit gegen Methadon, Bewußtseinsstörungen, insbesondere mit Atemdepression (z. B. im Rahmen von Psychopharmakaintoxikationen)

– relative Kontraindikationen: erhöhter Hirndruck, Hypotension
bei Hypovolämie, Prostatahypertrophie mit Restharnbildung,
Gallenwegserkrankungen, obstruktive und entzündliche Darm-
erkrankungen, Phäochromozytom; erhöhte Vorsicht bei Lebererkrankungen (Störung der Biotransformation von Methadon
möglich).

6.5.2.4 Interaktionen

– erniedrigte Methadon-Plasmaspiegel unter Rifampizin, Phenobarbital und Phenytoin (Enzyminduktion) oder Antazida (Re-
sorptionshemmung)
– erhöhte Methadon-Plasmakonzentrationen unter z. B. Cimetidin, Fluoxetin, Fluvoxamin, Kontrazeptiva, Antimykotika, Antiarrhythmika
– stark erhöhte Desipramin-Plasmaspiegel unter Methadon
– Effekte einiger Antihypertensiva (z. B. Reserpin, Prazosin, Clonidin) können durch Methadon verstärkt werden.

6.5.3 Buprenorphin

6.5.3.1 Dosierung

– Die Dosierung erfolgt individuell, Dosierungen von 6-12 mg/d
(Sublingualtablette) sind meist ausreichend. Die Tageshöchstdosis beträgt 24 mg/d.
– Initialdosis 2-4 mg /d.
– Anpassungen der Tagesdosis werden in Schritten von 1-2 mg/d
durchgeführt.
– Wegen seiner Eigenschaft als partieller μ-Agonist unterliegt
Buprenorphin einem Deckeneffekt hinsichtlich der erwünsch-
ten wie unerwünschten opiattypischen Wirkungen. Gelingt
auch unter höheren Buprenorphindosen keine suffiziente Un-
terdrückung von Opiatentzugssymptomen und -craving, ist eine Umstellung auf den reinen Agonist Methadon-Razemat bzw.
Levomethadon sinnvoll.

– Bei auf eine stabile Buprenorphindosis eingestellten sowie nachweisbar anhaltend beigebrauchsfreien Patienten kann eine Einnahme im zwei- bzw. im dreitägigen Abstand erwogen werden. Die Dosierung beträgt das Doppelte bzw. Dreifache der sonst gegebenen Tagesdosis. In der Einstellungsphase sollte der Patient noch bis 3-4 Stunden nach Einnahme auf etwaige Intoxikationssymptome untersucht werden. Bei Buprenorphineinnahme in zwei- oder dreitägigem Abstand darf die übliche Tageshöchstdosis überschritten werden (max. 44 mg/70 kg Körpergewicht).

6.5.3.2 Nebenwirkungen

Es können die opiattypischen Nebenwirkungen auftreten (s.o., 5.2.2).

6.5.3.3 Kontraindikationen

Neben der Überempfindlichkeit gegen Buprenorphin entsprechende opiattypische Kontraindikationen (s.o., 5.2.3).

6.5.3.3 Interaktionen

Als partieller µ-Agonist verfügt Buprenorphin auch über opiatantagonistische Eigenschaften. Liegt die letzte Einnahme von Heroin nicht mindestens 4 Stunden zurück, können also durch Buprenophingabe Entzugssymptome ausgelöst werden. Ein verbindliches Prozedere für die Umstellung von Methadon auf Buprenorphin wurde noch nicht erarbeitet.

Da Buprenorphin wie Methadon über Cytochrom P 450 CYP 3A4 abgebaut wird, sind vergleichbare Interaktionen durch Induktion bzw. Inhibition dieses Enzyms anzunehmen. Wissenschaftliche Befunde hierzu sind jedoch spärlich.

6.6 Naltrexon

6.6.1 Indikationen (s. auch Anhang)

Medikamentöse Unterstützung bei der Entwöhnungsbehandlung von Opiat-Abhängigen nach Opiat-Entgiftung.
Zur Rückfallprophylaxe der Alkoholabhängigkeit ist Naltrexon in den USA zugelassen, für die Bundesrepublik Deutschland wurde vom BfArM bisher keine Zulassung ausgesprochen.

6.6.2 Dosierung

übliche Dosis: 50 mg/die oral; wegen langer Rezeptordissoziationshalbwertszeit Variationen des Dosierungsschemas möglich, z. B. montags und mittwochs 100 mg und freitags 150 mg Naltrexon täglich in einer Einmalgabe
bei Opiatabhängigkeit vor Aufnahme der Behandlung fraktionierte i. v. Applikation von Naloxon, um Entzugssymptome ausschließen zu können; anschließend Probedosis von 25 mg Naltrexon.

6.6.3 Nebenwirkungen

gelegentlich: gastrointestinale Nebenwirkungen mit Übelkeit bis hin zu Erbrechen, reversible Erhöhungen der Lebertransaminasen
selten: Kopfschmerzen, Exantheme, Gelenk- und Muskelschmerzen, Antriebsschwäche, Nervosität, Angstzustände, Depressionen.

6.6.4 Kontraindikationen

Überempfindlichkeit gegen Naltrexon,
schwere Leberfunktionsstörungen, akute Hepatitis.

Behandlung mit Opioid-Analgetika; noch nicht erfolgte Opioid-Entgiftung.
Schwangerschaft und Stillzeit.

6.6.5 Interaktionen

unter hohen Opiatdosen kann die antagonistische Wirkung von Naltrexon durchbrochen werden; dann lebensgefährliche Situationen mit opiatinduziertem Atemstillstand und Herz-Kreislauf-Versagen möglich; daher eingehende Aufklärung der Patienten über das Behandlungsprinzip
    keine Verstärkung von Alkoholwirkungen.

6.7 Nikotin

6.7.1 Indikation

– Unterstützung der Entwöhnung im Rahmen von Raucherentwöhnungsprogrammen bei Nikotinabhängigkeit (s. auch Anhang)
    Außerhalb von (z. B. verhaltenstherapeutischen) Raucherentwöhnungsprogrammen sollten Nikotinkaugummi bzw. -pflaster oder -inhalator nicht angewandt werden, da ihr Wert dann zweifelhaft ist.

6.7.2 Dosierung

– Kaugummi: mehr als 20 Zigaretten täglich: ein 4 mg-Kaugummi/h, jedoch nicht mehr als 16 Kaugummi/Tag; schwächere Raucher: 2 mg-Kaugummi/h; nach 4–6 Wochen Dosisreduktion
– Pflaster: bis zu 20 Zigaretten/Tag ein 20 cm^2-Pflaster täglich, stärkere Raucher: zunächst Pflaster mit größerer Wirkstofffreigabe; nach 4–6 Wochen Übergang auf ein kleineres Pflaster.

Kaugummi bzw. Pflaster sind abzusetzen, wenn nicht innerhalb von 4 Wochen der Anwendung das Rauchen eingestellt werden kann.

6.7.3 Nebenwirkungen

– Alle auch beim Rauchen auftretenden Nikotin-Nebenwirkungen wie z. B. Kopfschmerzen, Schwindel, Schlafstörungen, Nervosität, Angst; manchmal Übelkeit und Erbrechen. Nikotin-Nebenwirkungen können von Entzugsymptomen ununterscheidbar sein.
– Pflaster: Hautreaktionen (Erytheme und Exantheme, Pruritus, Ödeme, Blasenbildung)
– Kaugummi: Reizungen im Rachenraum, vermehrter Speichelfluss, gastrointestinale Störungen.

6.7.4 Kontraindikationen

– Überempfindlichkeitsreaktionen der Haut gegen Nikotin und systemische Hautreaktionen (nur Pflaster); instabile oder sich verschlechternde Angina pectoris, Z. n. frischem Myokard- oder Hirninfarkt, schwere Herzrhythmusstörungen
– Relative Kontraindikationen: stabile Angina pectoris, älterer Myokardinfarkt, Herzinsuffizienz; Arteriosklerose von peripheren und hirnversorgenden Gefäßen; Hypertonie; Nieren- und Leberinsuffizienz; Hyperthyreose; Diabetes mellitus; Gastritis und akute Magen- und Duodenalulzera.

6.7.5 Interaktionen

– durch im Rauch enthaltene polyzyklische Kohlenwasserstoffe Enzyminduktion möglich, dadurch verstärkter Metabolismus zahlreicher Pharmaka, u. a. von Benzodiazepinen und trizyklischen Antidepressiva bzw. trizyklischen Neuroleptika; nach

Aufgeben des Rauchens und Umstellung auf Entwöhnungsmittel Ansteigen deren Plasmaspiegel wahrscheinlich, da Nikotin selbst nicht mit Pharmaka interferiert.

6.8 Antidepressiva

Antidepressiva können als Medikamente zur Behandlung von Entzugssyndromen und Abhängigkeit indiziert sein bei folgenden Störungen (s. auch Anhang):
- Entzugssyndrome von Kokain bzw. Amphetamin mit affektiver Symptomatik: Desipramin (100–200 mg/die); Imipramin (150–250 mg/die)
- Generell symptomatisch

Ob die weitverbreitete Anwendung von Doxepin in hohen Dosen zwischen 150 und 300 mg/die bei leichten Alkohol- und Opiatentzugssyndromen sich wissenschaftlich belegen lässt, ist noch offen. Positive Berichte zum Einsatz beim Benzodiazepinentzug liegen vor.

6.9 Neuroleptika

Neuroleptika können als Medikamente zur Behandlung von Entzugssyndromen und Abhängigkeit indiziert sein bei folgenden Störungen (s. auch Anhang):
- Alkoholhalluzinose, alkoholischer Eifersuchtswahn: z. B. Haloperidol; Therapie unter Alkoholkarenz nach den Prinzipien der Psychosenbehandlung
- komplizierte Alkoholentzugssyndrome mit halluzinatorischen Zustandsbildern
- Psychosen durch Kokain, Halluzinogene, Amphetamine und Psychostimulanzien sowie „Flashback-Psychosen" nach Halluzinogenen
- Generell bei paranoiden psychotischen Symptomen im Entzug (evtl. auch Benzodiazepine).

6.10 Stimmungsstabilisierer (Phasenprophylaktika/Antikonvulsiva)

Phasenprophylaktika und Antikonvulsiva können als Medikamente zur Behandlung von Entzugssyndromen und Abhängigkeit indiziert sein bei folgenden Störungen (s. auch Anhang):
- Rückfallprophylaxe der sekundären Alkoholabhängigkeit bei primärer affektiver Störung: Lithium
- Anfallsprophylaxe beim Alkoholentzug unter stationären Bedingungen: Carbamazepin.

Der Einsatz von Carbamazepin auch zur Behandlung der vegetativen Alkoholentzugssymptomatik ist beschrieben. Carbamazepin stellt hier jedoch nicht ein Mittel erster Wahl dar und hat wahrscheinlich keinen delirverhütenden Effekt. Es gibt darüber hinaus Hinweise, dass Carbamazepin einen Benzodiazepinentzug erleichtern kann.

6.11 Benzodiazepine

Benzodiazepine können als Medikamente zur kurzfristigen Behandlung von Entzugssyndromen und Abhängigkeit im Rahmen einer kurzfristigen Anwendung indiziert sein bei folgenden Störungen (s. auch Anhang):
- Alkoholentzugssyndrome ohne und mit Komplikationen, ohne und mit Krampfanfällen, ohne und mit Delir: langwirksame Benzodiazepine wie z.B. Diazepam (Verabreichung in fraktionierten Dosen in kurzen Zeitabständen [„loading"] (z.B. 5 mg Diazepam stündlich, ggf. auch i.v.), bei ausreichender Sedierung langsame Dosisreduktion
- Angst- und Erregungszustände beim Entzug von Kokain, Amphetaminen und Psychostimulanzien.

Anhang: Indikationen für Medikamente zur Behandlung von Entzugssyndromen und Abhängigkeit

F1   Psychische und Verhaltensstörungen durch psychotrope Substanzen

F10 Störungen durch Alkohol
F11 Störungen durch Opioide
F12 Störungen durch Cannabinoide
F13 Störungen durch Sedativa oder Hypnotika
F14 Störungen durch Kokain
F15 Störungen durch andere Stimulanzien einschließlich Koffein
F16 Störungen durch Halluzinogene
F18 Störungen durch flüchtige Lösungsmittel
F19 Störungen durch multiplen Substanzgebrauch und Konsum anderer psychotroper Subtanzen

Die vierte und fünfte Stelle beschreiben das klinische Erscheinungsbild.

F1x.0 akute Intoxikation
  .00 ohne Komplikationen
  .01 mit Verletzung oder anderer körperlicher Schädigung
  .03 mit Delir
  .04 mit Wahrnehmungsstörungen
  .07 pathologischer Rausch

F1x.3 Entzugssyndrom
  .30 ohne Komplikationen
  .31 mit Krampfanfällen

F1x.4 Entzugssyndrom mit Delir
  .40 ohne Krampfanfälle
  .41 mit Krampfanfällen

F1x.5 psychotische Störung
  .50 schizophreniform
  .51 vorwiegend wahnhaft
  .52 vorwiegend halluzinatorisch
  .53 vorwiegend polymorph
  .54 vorwiegend depressive Symptome
  .55 vorwiegend manische Symptome
  .56 gemischt

F1x.7 durch Alkohol oder psychotrope Substanzen bedingter Restzustand und verzögert auftretende psychotische Störung
  .70 Nachhallzustände (flashbacks)
  .71 Persönlichkeits- oder Verhaltensstörung
  .72 affektives Zustandsbild

7 Antidementiva/Nootropika

7.1 Definition

Bei Antidementiva bzw. Nootropika handelt es sich um eine pharmakologisch heterogene Klasse von zentralwirksamen Substanzen, die „kognitive Funktionen" im Rahmen dementieller Erkrankungen fördern sollen durch:
1. Steigerung der Funktionsfähigkeit noch intakter Nervenzellen (adaptativ)
2. Schutz vor pathologischen Einflüssen (protektiv).

Die Substanzen werden angewandt unter zwei unterschiedlichen Zielsetzungen:
1. Reduktion bestehender kognitiver Defizite
2. Verzögerung der Progredienz der kognitiven Defizite.

7.2 Wirksamkeitsnachweis

Für einen positiven Wirksamkeitsnachweis ist eine signifikante Besserung kognitiver Defizite gegenüber Placebo auf jeder der drei nachfolgenden Beobachtungsebenen zu fordern:
1. Psychopathologie
2. objektivierbare Leistungen
3. Alltagsfertigkeiten und beobachtbares Verhalten.

Diese signifikanten, klinisch bedeutsamen Effekte sollten durch drei verschiedene Beobachter (Psychiater, Psychologe, Betreuer) unter Verwendung verschiedener Messinstrumente erfassbar sein.

Die derzeit verfügbaren Präparate genügen in unterschiedlichem Maß diesen Kriterien. Die Placebo-Verum-Differenz ist nicht sehr hoch. Am konsistentesten ist der Wirksamkeitsnachweis jedoch für die Acetylcholinesterase-Hemmer (allerdings nur bei der Demenz vom Alzheimer-Typ) und Memantin erbracht. Die älteren Substanzen (Codergocrin, Ginkgo biloba, Nicergolin, Nimodipin, Piracetam, Pyritinol, α-Tocopherol) sind im Vergleich dazu, bedingt durch eine ältere Prüfmethodologie, nicht so konsistent in ihrer Wirksamkeit belegt. Für Vitamin E und Selegilin müssen die positiven Resultate aus neueren Vergleichsstudien noch weiter überprüft werden.

7.3 Indikationen

In erster Linie stellen primär degenerative Demenzen vom Alzheimer-Typ (leichte bis mittelschwere „wahrscheinliche" Demenz vom Alzheimer-Typ; MMSE-Score 10–24 Punkte) sowie vaskuläre Demenzen eine Indikation für Antidementiva dar.

Bei vaskulären Demenzen sollten immer auch Risikofaktoren bzw. internistische Grunderkrankungen (z. B. Hypertonie, Diabetes mellitus, Hyperlipidämie, pathologische Gerinnungsfaktoren, kardiale oder arterielle Emboliequelle etc.) mitbehandelt werden (z. B. Einstellung auf Thrombozytenaggregationshemmer oder Antikoagulanzien). Bei anderen dementiellen Syndromen bekannter Genese (z. B. Demenz im Rahmen eines M. Parkinson oder einer HIV-Enzephalopathie) steht die Behandlung der Grunderkrankung ganz im Vordergrund.

Die Indikationen für Antidementiva sind im Anhang zu diesem Kapitel als ICD-10-Diagnosen mit Verschlüsselung aufgelistet.

Bislang können aus den Evaluationsstudien für die verschiedenen Antidementiva bzw. Nootropika keine gesicherten Empfehlungen zur differenziellen Indikationsstellung abgeleitet werden; hierzu fehlen insbesondere Vergleichsuntersuchungen zwischen den einzelnen Antidementiva.

7.4 Substanzen

7.4.1 Acetylcholinesterase-Hemmer

- Donepezil
- Galantamin
- Rivastigmin
- Tacrin (Tetrahydroaminoacridin)

Acetylcholinesterase-Hemmer verbessern bei der Demenz vom Alzheimer-Typ kognitive Leistungsparameter und verzögern die Progredienz der Erkrankung. Typische Nebenwirkungen sind cholinerge Begleiteffekte wie Übelkeit, gastrointestinale Beschwerden, Bradykardie, Schwindel, Hypotonie, Obstipation. Bei Tacrin müssen außerdem dessen Lebertoxizität (reversibler Transaminasenanstieg, regelmäßige, zunächst engmaschige GPT-Kontrollen notwendig; Reexposition mit Tacrin möglich, wenn kein Ikterus unter Erstexposition), das höhere Interaktionspotenzial und die höhere Applikationsfrequenz beachtet werden.

Therapeutische Wirkung und Nebenwirkungen sind dosisabhängig.

Kontraindikationen stellen unbehandelte Ulzera (ventriculi et duodeni) und schwere Leberfunktionsstörungen dar (bei Tacrin auch ein Ikterus unter vorheriger Gabe dieses Pharmakons); Vorsicht ist bei Sick-Sinus-Syndrom, Asthma bronchiale oder M. Parkinson wegen einer möglichen Verschlechterung der Symptomatik geboten.

Pharmakokinetische Interaktionen von Tacrin mit z.B. Fluvoxamin, Cimetidin, Erythromycin und Theophyllin sind beschrieben; für Donepezil, Galantamin und Rivastigmin sind diesbezüglich (noch) keine verlässlichen Angaben möglich.

Ein ausreichender Therapieeffekt tritt nur bei einer Subpopulation von ca. 30–40% der Patienten ein; Prädiktoren für einen Therapieeffekt sind bislang nicht bekannt.

7.4.2 Ginkgo-biloba-Präparate

Es konnte bisher nicht nachgewiesen werden, auf welchen Bestandteilen der Ginkgo-biloba-Extrakte deren antidementive Wirkung basiert (Hemmung des plättchenaktivierenden Faktors [PAF]?). Evaluationsstudien bei der Demenz vom Alzheimer-Typ und bei der vaskulären Demenz ergaben Hinweise für eine Überlegenheit gegenüber Placebo. Die Effektstärke von Ginkgo-Extrakten liegt etwas niedriger als beispielsweise diejenige von Acetylcholinesterase-Hemmern bei der Demenz vom Alzheimer-Typ. Ginkgo-Präparate sind gut verträglich; Nebenwirkungen sind selten (allergische Hautreaktionen, Photosensibilität, Kopfschmerzen, Schwindel und Magen-Darm-Beschwerden).

Kontraindikationen oder Interaktionen sind bisher nicht bekannt.

7.4.3 NMDA-Antagonisten/Memantin

Der auf das glutamaterge System wirkende, niederaffine nichtkompetitive NMDA-Rezeptor-Antagonist Memantin zeigte in neueren kontrollierten Vergleichsstudien bei Patienten mit Demenzen vom Alzheimer-Typ und bei vaskulären Demenzen eine gegenüber Placebo überlegene Wirksamkeit. Memantin ist im Allgemeinen gut verträglich, Nebenwirkungen umfassen Schwindel, Unruhe und Schlafstörungen. Kontraindikationen sind schwere Verwirrtheitszustände, Nierenfunktionsstörungen sowie Epilepsie.

7.4.4 Ergotalkaloide

7.4.4.1 Co-dergocrin

Bei Co-dergocrin (Dihydroergotoxin) handelt es sich um eine Mischung aus Mutterkornalkaloiden, welche einen partiellen α-Adrenozeptor-, Dopamin- und 5-HT-Agonismus entfalten. Der Nachweis einer therapeutischen Wirksamkeit bei dementiellen Syndromen ist bisher nicht in ausreichender Weise erbracht.

7.4.4.2 Nicergolin

Die antidementive Wirkung von Nicergolin bei der vaskulären Demenz konnte in bisher einer Evaluationsstudie gegenüber Placebo belegt werden. Nicergolin ist im Allgemeinen gut verträglich. Nebenwirkungen umfassen Blutdruckabfall, Schwindel, Kopfschmerzen, Schlafstörungen, Müdigkeit, Magenbeschwerden und Hautrötungen bzw. Hitzegefühl.

Kontraindikationen sind akuter Herzinfarkt, akute Blutungen, bradykarde Herzrhythmusstörungen und orthostatische Dysregulation. An Interaktionen sind synergistische Effekte mit Antihypertensiva oder die Blutgerinnung beeinflussenden Arzneimitteln (Verminderung der Plättchenaggregation durch Nicergolin) beschrieben.

7.4.5 Kalzium-Antagonisten/Nimodipin

Die Hinweise für antidementive Effekte von Nimodipin sind insgesamt nicht hinreichend konsistent. Nimodipin ist im Allgemeinen gut verträglich. Typische Nebenwirkungen sind Blutdrucksenkung, Schwindel und Kopfschmerzen, gastrointestinale Beschwerden, Übelkeit sowie Flush-Phänomene.

Kontraindikationen sind schwere Einschränkungen der Leber-, der Nieren- oder der Herz-Kreislauf-Funktion, akuter Herzinfarkt, instabile Angina pectoris sowie eine ausgeprägte Hypotonie.

Synergistische blutdrucksenkende Effekte mit anderen Antihypertensiva sowie pharmakokinetische Interaktionen von Nimodipin mit z. B. Phenobarbital, Phenytoin, Carbamazepin oder Cimetidin sind beschrieben; eine Komedikation mit einer dieser Substanzen kann ebenfalls eine Kontraindikation darstellen.

7.4.6 Andere Substanzen

Für Vitamin E (a-Tocopherol), das antioxidative Eigenschaften aufweist, konnte bei der Demenz vom Alzheimer-Typ in einer großen Vergleichsstudie ein progredienzverzögernder Effekt, nicht jedoch eine Verbesserung kognitiver Leistungsparameter nachgewiesen werden. Als Nebenwirkungen hoher Vitamin-E-Dosen können Magen- und Darmbeschwerden, Hypertonie, Muskelschwäche, Müdigkeit und Kopfschmerzen auftreten; die Schilddrüsenhormon-Konzentrationen im Blut sowie die Absorption anderer fettlöslicher Vitamine (Vorsicht wegen möglicher Anti-Vitamin-K-Effekte bei Patienten mit Vitamin-K-Mangel oder unter Antikoagulanzien-Behandlung) können reduziert werden.

Bei den übrigen traditionellen Nootropika kann nach unserem Dafürhalten ein Wirksamkeitsnachweis bei dementiellen Störungen derzeit nicht als erbracht angesehen werden. Gründe hierfür sind u. a. z. T. erhebliche methodische Mängel der Prüfstudien (Fallzahl; Heterogenität der Patientenstichproben bzgl. Ätiologie, Alter, Schweregrad; insuffiziente Beurteilungsinstrumente; Transfereffekte bei Cross-over-Design etc.) sowie eine fehlende bzw. ungenügende Replikation positiver Ergebnisse. Trotz unzureichendem Wirksamkeitsnachweis im statistischen Gruppenvergleich kann gleichwohl ein Einsatz dieser Substanzen in Einzelfällen gerechtfertigt erscheinen. Für Co-dergocrin, Piracetam und Pyritinol wurden vom Bundesamt für Arzneimittel und Medizinprodukte „positive Aufbereitungsmonographien" vorgelegt.

Für Selegilin, einen irreversiblen MAO-B-Hemmer und Antioxidans, konnte teilweise in Vergleichsuntersuchungen bei der Demenz vom Alzheimer-Typ eine Verbesserung kognitiver Funktionen bzw. eine Verzögerung der Progredienz der Erkrankung nachgewiesen werden.

Für das nonsteroidale Antiphlogistikum Indomethacin, einen nichtselektiven Cyclooxygenase-Hemmer, und den Chelatbildner Deferoxamin, einen Eisen- und Aluminium-„Fänger", wurde jeweils in einzelnen kleinen Studien bei der Demenz vom Alzheimer-Typ ebenfalls eine verlangsamte Krankheitsprogredienz beschrieben.

Für Pentoxifyllin, ein Xanthin-Derivat mit $TNF\alpha$-inhibierenden Eigenschaften, wurden in einer größeren Untersuchung positive Effekte bei der vaskulären Demenz beschrieben.

Vorläufige Befunde weisen darauf hin, dass eine Östrogen-Substitution bei Frauen das Auftreten einer Demenz vom Alzheimer-

Typ hinauszögern, deren Progredienz verlangsamen und den antidementiven Effekt von Acetylcholinesterase-Hemmern unterstützen kann.

7.5 Medikamentöse Therapiekonzepte

7.5.1 Demenz vom Alzheimer-Typ

– Donepezil: 5 mg/die, nach ca. 2–4 Wochen Dosissteigerung auf 10 mg/die möglich (Einmalgabe möglich)
– Galantamin: initial 2 x 4 mg/die, dann nach Verträglichkeit alle 4 Wochen um 8 mg auf bis zu 2 x 12 mg/die erhöhen
– Rivastigmin: initial 2 x 1,5 mg/die, dann nach Verträglichkeit alle 2 Wochen um 1,5–3 mg auf 6 bis maximal 12 mg/die erhöhen
– Absetzen der Medikation, falls keine therapeutischen Effekte (Besserung bzw. merklich geringere Progredienz) nach 12–20 Wochen Behandlungsdauer unter angestrebter Erhaltungsdosis nachweisbar ist
– Falls aufgrund von Kontraindikationen oder Nebenwirkungen Acetylcholinesterase-Hemmer nicht bzw. nicht weiter verabreicht werden können, kann eine Medikation mit Memantin, traditionellen Nootropika, Ginkgo-Extrakten oder Vitamin E in Erwägung gezogen werden.

7.5.2 Vaskuläre Demenz

– arterielle Hypertonie: demenzverhütender Effekt einer suffizienten Einstellung auf Antiypertensiva (hier: Nitrendipin) nachgewiesen
– neben internistischer bzw. neurologischer Basismedikation eventuell Ginkgo-biloba-Extrakte, Memantin, Nicergolin, Nimodipin (60–90 mg/die) oder Pentoxifyllin

– Absetzen der Medikation, falls keine Besserung oder keine
merklich geringere Progredienz nach 12–20 Wochen Behandlungsdauer unter angestrebter Erhaltungsdosis nachweisbar ist.

7.5.3 Zusatzmedikationen

Generell muss bzgl. Zusatzmedikationen bei dementen Patienten
bedacht werden, dass die renale Clearance von Pharmaka ver-
mindert und deren hepatischer Metabolismus verzögert und dass
darüber hinaus ältere Patienten für Nebenwirkungen (z. B. unerwünschte extrapyramidalmotorische oder anticholinerge Effekte)
empfindlicher sein können. Aufgrund weiterer, zumeist körperlicher Erkrankungen ist häufig eine internistische Medikation notwendig, welche bei einer Kombination mit Psychopharmaka Arzneimittelinteraktionen hervorrufen kann. Diese besonderen Behandlungsbedingungen bei dementen Patienten erfordern, dass
Zusatzmedikationen initial niedrig dosiert und Dosissteigerungen in kleineren Schritten und längeren Intervallen als sonst
üblich vorgenommen werden, und dass bei der Auswahl von
Zusatzmedikationen unerwünschte Wirkungen und mögliche
Arzneimittelwechselwirkungen besonders in Rechnung gestellt
werden.
– Zusatzmedikation bei Demenz mit paranoidem Syndrom: An-
  tipsychotikum ohne vegetative Nebenwirkungen in niedriger
  Dosierung (z. B. Haloperidol 1–4 mg/die, Risperidon 0,5–2 mg/
  die); Vorsicht bei Patienten mit Demenz vom Lewy-Körper-
  chen-Typ („Hypersensitivitätsreaktionen" nach Neuroleptika-
  Gabe)
– Zusatzmedikation bei Demenz mit depressivem Syndrom: Antidepressiva ohne anticholinerge Komponente, z. B. Nortriptylin, SSRI, Venlafaxin, Mirtazapin
– Zusatzmedikation bei einer Demenz mit akuten Erregungs-
  oder nächtlichen Unruhezuständen oder Schlafstörungen: sedierende Neuroleptika ohne vegetative Nebenwirkungen, z. B.
  Melperon oder Pipamperon;

möglichst Verzicht auf Benzodiazepine (paradoxe Effekte mit
Disinhibition, Verschlechterung kognitiver Symptome, Muskel-
relaxation mit Sturzrisiko) oder anticholinerg wirksame Sub-
stanzen (Verschlechterung kognitiver Symptome, Gefahr eines
Delirs); Benzodiazepine möglichst nur bei *ängstlich*-agitierter
Unruhe
- Zusatzmedikation bei einer Demenz mit wiederholten nicht-
  psychotischen Erregungs- oder psychomotorischen Unruhe-
  zuständen: Versuch mit Valproinsäure oder Carbamazepin
- Zusatzmedikation bei einer Demenz im Rahmen einer HIV-En-
  zephalopathie: Zidovudin bzw. andere Reverse-Transkriptase-
  Inhibitoren.

Bei bestimmten dementiellen Störungen kann die Verwendung
folgender Pharmaka erwogen werden, wenngleich ein Wirksamkeitsnachweis bei diesen Demenzformen noch aussteht:
- vaskuläre Demenz: Acetylsalicylsäure in niedriger Dosierung
- Demenz bei M. Parkinson: Amantadin, Memantin.

Anhang: Auflistung der ICD-10-Diagnosen

F00   Demenz bei Alzheimer'scher Erkrankung

F00.0 Demenz bei Alzheimer'scher Erkrankung mit frühem Be-
      ginn (Typ 2)
F00.1 Demenz bei Alzheimer'scher Erkrankung mit spätem Be-
      ginn (Typ 1)
F00.2 Demenz bei Alzheimer'scher Erkrankung, atypische oder
      gemischte Form
F00.9 nicht näher bezeichnete

F01   vaskuläre Demenz

F01.0 vaskuläre Demenz mit akutem Beginn
F01.1 Multiinfarktdemenz (vorwiegend kortikal)

F01.2 subkortikale vaskuläre Demenz
F01.3 gemischte (kortikale und subkortikale) vaskuläre Demenz
F01.8 andere
F01.9 nicht näher bezeichnete

F02   Demenz bei andernorts klassifizierten Erkrankungen

F02.0 Demenz bei Pick'scher Erkrankung
F02.1 Demenz bei Creutzfeldt-Jacob'scher Erkrankung
F02.2 Demenz bei Huntington'scher Erkrankung
F02.3 Demenz bei Parkinson'scher Erkrankung
F02.4 Demenz bei Erkrankung durch das Humane Imundefizienzvirus (HIV)
F02.8 Demenz bei andernorts klassifizierten Krankheitsbildern

F03   nicht näher bezeichnete Demenz

Die fünfte Stelle beschreibt das klinische Erscheinungsbild einer Demenz (F00-F03) mit zusätzlichen Symptomen:
F0x.x0 ohne zusätzliche Symptome
F0x.x1 andere Symptome, vorwiegend wahnhaft
F0x.x2 andere Symptome, vorwiegend halluzinatorisch
F0x.x3 andere Symptome, vorwiegend depressiv
F0x.x4 andere gemischte Symptome

8 Psychostimulanzien

8.1 Allgemeine Vorbemerkungen

Psychostimulanzien setzen Dopamin und Noradrenalin aus prä-
synaptischen Nervenendigungen frei, daneben hemmen sie deren
Rückaufnahme in das präsynaptische Neuron. Sie unterdrücken
Müdigkeit und Schläfrigkeit, reduzieren Gefühle der körperlichen
Abgeschlagenheit.

Neben den zwei klassischen Indikationen (Aufmerksamkeits-
und Hyperaktivitätsstörungen bei Kindern, Narkolepsie) gibt es
keine weitere eindeutige Indikation, welche durch doppelblind
kontrollierte Untersuchungen ausreichend belegt ist.

Zur Zeit sind in Deutschland u. a. folgende Präparate erhältlich
und gebräuchlich:

8.2 Substanzen

8.2.1 Methylphenidat (Amphetamin als Einzelrezeptur)

Anwendungen: Hyperkinetische Verhaltensstörungen bei Kindern, Narkolepsie.

Dosierung: ca. 10–40 mg/die

Die Verordnung von Methylphenidat unterliegt der Betäu-
bungsmittel-Verordnung.

8.2.2 Pemolin

Anwendungen: Ermüdungs- und Erschöpfungszustände, Leistungs- und Konzentrationschwäche. Apathie bei exogenen Depressionen und in der Rekonvaleszenz. Bei hyperkinetischen Syndromen Einsatz erst nach erfolglosen Therapieversuchen mit Methylphenidat und Amphetamin; Verordnung nur durch Kinder- und Jugendpsychiater. Reserve-Medikament bei Narkolepsie.
Dosierung: 20–100 mg/die

8.2.3 Modafinil

Nicht-Amphetaminartiges Psychoanaleptikum ohne Katecholamin-Effekte. Aktiviert Zentren des Schlaf-Wach-Rhythmus, deshalb zur Vigilanzsteigerung eingesetzt.
Anwendung: Narkolepsie.
Dosierung: 200–400 mg/die

8.3 Indikationen

Hyperkinetisches Syndrom; Narkolepsie und andere Formen der Hypersomnie.

Einige kontrollierte Studien, zumeist allerdings mit methodischen Mängeln, aber auch eine Fülle von nicht nur anekdotischen Mitteilungen sowie die klinische Erfahrung überwiegend im Konsiliarbereich legen nahe, Psychostimulanzien bei bestimmten ansonsten therapieresistenten Patienten entweder in Monotherapie oder in Kombination mit bestimmten Antidepressiva als therapeutischen Versuch anzuwenden. Dazu gehören insbesondere depressive und geriatrische Patienten mit körperlichen Erschöpfungszuständen bzw. mit ausgeprägter körperlicher Krankheit und in der Rekonvaleszenz, besonders dann, wenn eine starke Apathie oder Antriebslosigkeit vorliegt.

Die Beurteilung des Erfolges einer Therapie mit Psychostimulanzien ist zumeist schon nach drei- bis fünftägiger Therapie möglich. Nach der vorliegenden Literatur ist das Risiko von Toleranzentwicklung oder Abhängigkeit bei dem o.a. Patientenkreis gering.

8.4 Unerwünschte Wirkungen, Kontraindikationen

Psychostimulanzien unterscheiden sich in ihren Nebenwirkungen kaum. Beschrieben wurden Tachykardie, Herzrhythmusstörungen, Palpitationen, Blutdruckerhöhung, Schlaflosigkeit, Unruhe, erhöhte Reizbarkeit, Stereotypien, Albträume, Tremor, Kopfschmerzen, Hypakusis, Mundtrockenheit, Diarrhoe und Anorexie. Darüber hinaus sind bei chronischem Gebrauch von Psychostimulanzien substanzinduzierte psychotische Störungen, Toleranz und Abhängigkeit beschrieben.

Kontraindikationen: Schwere Hypertonie, Hyperthyreose, Magersucht, Gilles-de-la-Tourette-Syndrom, Tachykardie, Arrhythmien, schwere Angina pectoris, depressive Störung, Angsterkrankungen, schizophrene Psychosen, Substanzabusus (auch in der Anamnese); Leberfunktionsstörung (Pemolin).

Für Modafinil wurden u. a. als Nebenwirkungen Kopfschmerz, Unruhe, Dyskinesien und Leberenzymerhöhung beschrieben.

Kontraindikationen: Stillzeit, gleichzeitige Behandlung mit Prazosin, Abhängigkeitserkrankung in der Vorgeschichte.

9 Dokumentation der Psychopharmakotherapie

Vor Beginn einer jeden Behandlung mit Psychopharmaka sollte der Patient über Notwendigkeit, Indikation und Vorgehensweise sowie Wirkungen und Nebenwirkungen der Behandlung aufgeklärt und informiert werden. Außerdem sollte der Patient über unterschiedliche bzw. alternative Behandlungsweisen oder Substanzen informiert werden. Das Ausmaß der Aufklärung hängt u. a. ab von Einsichtsfähigkeit des Patienten, Intensität und „Gebräuchlichkeit" der Therapie. Das Aufklärungsgespräch mit dem Patienten und dessen Einverständnis zur Behandlung sollte durch einen Vermerk in der Krankenakte dokumentiert werden. Ein schriftliches Einverständnis zur Psychopharmakotherapie ist nur dann notwendig, wenn die vorgeschlagene Therapie deutlich von der allgemein üblichen abweicht oder umstritten ist, wie z. B. der Einsatz von Neuroleptika bei Angststörungen.

In der Dokumentation der Psychopharmakotherapie sollten zur Qualitätssicherung die folgenden Variablen erfasst werden:
1. Bisherige psychopharmakologische Therapie (oft nur unvollständig zu erheben):
   Indikation, stationär versus ambulant, Präparat(e), Dauer und Dosierung, Wirkungen und Nebenwirkungen.
2. Indikation der aktuellen psychopharmakologischen Therapie.
   Insbesondere bei ungewöhnlicher Dosierung oder bei einem für die erste Wahl ungewöhnlichen Präparat sollte aus der Dokumentation das Behandlungskonzept inkl. der Dauer der Therapie ersichtlich sein.
3. Während der stationären Therapie tägliche Dokumentation der verabreichten Präparate incl. Dosierung und Verabreichungsform (außerdem eindeutige Kennzeichnung, ob Routi-

ne- oder Bedarfsmedikation). Deutliche Kennzeichnung der Injektion von Depotneuroleptika mit Präparat, Menge, Intervall und voraussichtlich nächster Injektion. Bei ambulanter Therapie erfolgt zu jedem Termin diese Dokumentation.

4. Während stationärer Therapie zumindest wöchentliche Dokumentation des psychopathologischen Befundes in angemessener Form, bei wesentlichen Änderungen auch engmaschiger. Bei ambulanter Therapie erfolgt zu jedem Termin diese Dokumentation.

5. Während stationärer Therapie zumindest wöchentliche, beim Auftreten klinisch relevanter Nebenwirkungen in angemessener Form entsprechend häufigere Dokumentation unerwünschter Wirkungen. Bei ambulanter Therapie erfolgt zu jedem Termin diese Dokumentation.

6. Bei jeglicher Änderung der Medikation (Dosierung oder Präparat, Zusatzmedikation) Angabe dieser Änderung und ggf. Begründung.

Weiterführende Literatur

Bandelow B, Rüther E [Hrsg] (1998) Therapie mit klassischen und neuen Neuroleptika. Springer, Berlin Heidelberg New York

Benkert O, Hippius H (1996) Psychiatrische Pharmakotherapie. 6. Aufl. Springer, Berlin Heidelberg New York

Benkert O, Hippius H (2000) Kompendium der Psychiatrischen Pharmakotherapie. 2. Aufl. Springer, Berlin Heidelberg New York

Bloom FE, Kupfer DJ [Eds] (1995) Psychopharmacology: The Fourth Generation of Progress. Raven Press, New York

Fox JM, Rüther E (1998) Handbuch der Arzneimitteltherapie. Band 1: Psychopharmaka. Thieme, Stuttgart

Gastpar, M (1998) Antidepressiva. Eigenschaften, Indikation und praktische Anwendung. Thieme, Stuttgart

Heinrich K, Klieser E (1995) Psychopharmaka in Klinik und Praxis. 3. Aufl. Thieme, Stuttgart

Janicak PG, Davis JM, Preskorn SH, Ayd FJ (1997) Principles and Practice of Psychopharmacotherapy. 2nd ed. Williams & Wilkins, Baltimore Philadelphia

Klotz U, Laux G (1996) Tranquillantien. Therapeutischer Einsatz und Pharmakologie. 2. Aufl. Wissenschaftliche Verlagsgesellschaft, Stuttgart

Laux G, Dietmaier O, König W (2001) Pharmakopsychiatrie. 4. Aufl. Urban & Fischer, München

Möller H-J [Hrsg] (2000) Therapie psychiatrischer Erkrankungen. 2. Aufl. Thieme, Stuttgart

Möller H-J, Müller WE, Volz H-P (1999) Psychopharmakotherapie. 2. Aufl. Kohlhammer, Stuttgart

Möller H-J, Schmauss M (1996) Arzneimitteltherapie in der Psychiatrie. Wissenschaftliche Verlagsgesellschaft, Stuttgart

Riederer P, Laux G, Pöldinger W [Hrsg] (1992–2002) Neuro-Psychopharmaka. Ein Therapie-Handbuch. 6 Bände. Springer, Wien New York

Salzman C [Ed] (1998) Clinical Geriatric Psychopharmacology. 2nd ed. Williams & Wilkins, Baltimore Philadelphia

Schatzberg AF, Cole JO, Debattista C (1997) Manual of Clinical Psychopharmacology. 3rd ed. American Psychiatric Press, Washington

Schatzberg AF, Nemeroff CB [Eds] (1998) The American Psychiatric Press Textbook of Psychopharmacology. 2nd ed. American Psychiatric Press, Washington